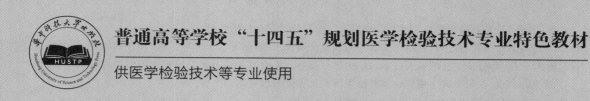

普通高等学校"十四五"规划医学检验技术专业特色教材

供医学检验技术等专业使用

临床寄生虫学检验技术实验指导

主　编　曾　涛　孙雪文

副主编　赵莉平　芦亚君　郭　翀　徐建华

编　者（以姓氏笔画为序）

乌吉木　赤峰学院

全　芯　济宁医学院

刘振杰　广州中医药大学

孙雪文　河北工程大学

芦亚君　海南医学院

李士根　济宁医学院

李凤铭　河北工程大学

帖超男　成都中医药大学

赵莉平　陕西中医药大学

莫　非　贵州医科大学

徐建华　广州中医药大学

郭　翀　昆明医科大学

曾　涛　广东医科大学

U0278726

华中科技大学出版社
http://www.hustp.com
中国·武汉

内 容 简 介

本书是普通高等学校"十四五"规划医学检验技术专业特色教材。

本书介绍实验总则、常用寄生虫学实验室检验技术(包括寄生虫标本采集、保存和鉴定,病原学检查技术,免疫学检验技术,分子生物学检验技术)、寄生虫形态学观察内容。本书还在每种虫体的形态学观察之前介绍寄生虫生活史与要点,在每个寄生虫检验实验结束后安排作业与思考题。

本书供普通高等学校医学检验技术等专业使用。

图书在版编目(CIP)数据

临床寄生虫学检验技术实验指导/曾涛,孙雪文主编.—武汉:华中科技大学出版社,2021.4(2025.2重印)
ISBN 978-7-5680-7044-7

Ⅰ.①临… Ⅱ.①曾… ②孙… Ⅲ.①寄生虫病-医学检验-实验-医学院校-教材 Ⅳ.①R530.4-33

中国版本图书馆 CIP 数据核字(2021)第 058894 号

临床寄生虫学检验技术实验指导 　　　　　　　　　　　　　　　　曾　涛　孙雪文　主编
Linchuang Jishengchongxue Jianyan Jishu Shiyan Zhidao

策划编辑:余　雯
责任编辑:孙基寿
封面设计:原色设计
责任校对:阮　敏
责任监印:周治超
出版发行:华中科技大学出版社(中国·武汉)　　　电话:(027)81321913
　　　　　武汉市东湖新技术开发区华工科技园　　　邮编:430223
录　　排:华中科技大学惠友文印中心
印　　刷:武汉市洪林印务有限公司
开　　本:889mm×1194mm　1/16
印　　张:8
字　　数:236千字
版　　次:2025年2月第1版第4次印刷
定　　价:32.00元

华中出版

本书若有印装质量问题,请向出版社营销中心调换
全国免费服务热线:400-6679-118　竭诚为您服务
版权所有　侵权必究

普通高等学校"十四五"规划医学检验技术专业特色教材建设指导委员会

主 任 委 员　徐克前　康熙雄

副主任委员　岳保红　龚道元　周芙玲　王小林　赵建宏　贾天军　李玉云

编　　委（按姓氏笔画排序）

王小林	北京大学医学部	岳保红	郑州大学
王俊利	右江民族医学院	周芙玲	武汉大学
权志博	陕西中医药大学	郑文芝	海南医学院
吕厚东	济宁医学院	赵建宏	河北医科大学
任伟宏	河南中医药大学	胡志坚	九江学院
伊正君	潍坊医学院	袁忠海	吉林医药学院
闫海润	牡丹江医学院	贾天军	河北北方学院
纪爱芳	长治医学院	徐　霞	广州医科大学
李玉云	蚌埠医学院	徐广贤	宁夏医科大学
李树平	湖南医药学院	徐克前	中南大学湘雅医学院
余　蓉	成都中医药大学	徐菲莉	新疆医科大学
张式鸿	中山大学	高荣升	佳木斯大学
张红艳	河北工程大学	陶华林	西南医科大学
陈大鹏	重庆医科大学	黄泽智	邵阳学院
林东红	福建医科大学	龚道元	佛山科学技术学院
欧阳丹明	湘南学院	康熙雄	首都医科大学

总　序

ZONGXU

近年来，随着科学技术的进步、大量先进仪器和技术的采用，医学检验得到飞速的发展。各种新的检验技术不断涌现，对临床疾病的诊疗越来越重要，作用越来越突出，为人类疾病的诊断、治疗、监测、预后判断提供大量新的实验室监测指标。据统计，临床实验室提供的医学检验信息占患者全部诊疗信息的 60% 以上，医学检验已成为医疗的重要组成部分，被称为临床医学中的"侦察兵"。

《国家中长期教育改革和发展规划纲要（2010—2020 年）》《国家中长期人才发展规划纲要（2010—2020 年）》要求全面提高高等教育水平和人才培养质量，以更好地满足我国经济社会发展和创新型国家建设的需要。根据《教育部关于进一步深化本科教学改革　全面提高教学质量的若干意见》，在教材建设过程中，教育部鼓励编写、出版适应不同类型高等学校教学需要的不同风格和特色的教材；积极推进高等学校与行业合作编写教材；鼓励编写和出版不同载体和不同形式的教材，包括纸质教材和数字化教材。2012 年教育部制定的新本科专业目录中，将医学检验专业更名为医学检验技术专业，学制由五年改为四年。

为了更好地适应医学检验技术专业的教学发展和需求，体现最新的教学理念和特色，在认真、广泛调研的基础上，在医学检验技术专业教学指导委员会相关领导和专家的指导和支持下，华中科技大学出版社组织了全国 40 多所医药院校的 200 多位老师参加了本套教材的编写。本套教材由国家级重点学科的教学团队引领，副教授及以上职称的老师占 80%，教龄在 20 年以上的老师占72%。教材编写过程中，全体参编人员进行了充分的研讨，各参编单位高度重视并大力支持教材的编写工作，各主编及参编人员付出了辛勤的劳动，确保了本套教材的编写质量。

本套教材着重突出以下特点：

（1）教材定位准确，体现最新教学理念，反映最新教学成果。紧密联系最新的教学大纲和临床实践，注重基础理论和临床实践相结合，体现高素质复合型人才培养的要求。

（2）适应新世纪医学教育模式的要求，注重学生的临床实践技能、初步科研能力和创新能力的培养。突出实用性和针对性，以临床应用为导向，同时反映相关学科的前沿知识和发展趋势。

（3）以问题为导向，导入临床案例。通过案例与提问激发学生学习的热情，以学生为中心，以利于学生主动学习。

（4）纸质与数字融合发展。全套教材采用全新编写模式，以扫描二维码形式帮助老师及学生在移动终端共享优质配套网络资源，通过使用华中科技大学出版社数字化教学资源平台将移动互联、网络增值、慕课等新的教学理念和学习方式融入教材建设中，开发多媒体教材、数字化教材等新媒体教材形式。

本套教材得到了教育部高等学校医学技术类教学指导委员会和中国医师协会检验医师分会相关领导和专家，以及各院校的大力支持与高度关注，我们衷心希望这套教材能为高等医药院校医学检验技术专业教学及人才培养做出应有的贡献。我们也相信这套教材在使用过程中，通过教学实践的检验和实际问题的解决，能不断得到改进、完善和提高。

普通高等学校"十四五"规划医学检验技术专业特色教材

建设指导委员会

前 言

QIANYAN

随着社会的发展、医学的进步及环境卫生的改善,人群中寄生虫感染率明显下降,但一些危害性大的寄生虫病对人群的威胁依然存在。近年来,一些食源性寄生虫病疫情不断增加,机会性寄生虫病发生率也有上升迹象,寄生虫病的防治任务仍十分艰巨。临床寄生虫学检验技术在寄生虫病的早期与准确诊断中发挥越来越重要的作用。因此,培养一批具备扎实的寄生虫学检验理论知识和实践技能的医学检验技术专业人才尤为迫切。

临床寄生虫学检验技术课程是医学检验技术专业的主干课程之一,实践性较强,因此其实验教学在该课程教学中一直占有重要的地位。本书首先简单地介绍了实验总则,接着在第二章系统地介绍了常用寄生虫学实验室检验技术(包括寄生虫标本采集、保存和鉴定,病原学检查技术,免疫学检验技术、分子生物学检验技术),然后在第三章详细阐述了各种寄生虫形态学观察内容,希望通过由总论到各论的内容编排让学生的学习思路更加清晰。我们还在每种虫体的形态学观察之前介绍了寄生虫生活史与要点,便于学生在短时间内对该寄生虫有一个全面的回顾与理解。本书还在每个寄生虫检验实验结束后安排作业与思考题,以引导学生复习与思考。

本书邀请了一些高校检验专家与临床检验一线专业技术人员参与编写,经全体编写人员的共同努力及多次审阅修改后定稿,但由于水平、经验和时间有限,不足之处在所难免,敬请广大师生批评指正。

编 者

目　录

MULU

第一章　实　验　总　则

人体寄生虫学检验实验教学是临床寄生虫学检验技术教学的重要组成部分。通过标本观察、实验操作、实验报告完成,加深学生对课堂上所学理论知识的理解,使学生能够理论联系实际,掌握常见寄生虫病的病原学检查方法,熟悉常用的免疫学与分子生物学诊断新技术,同时培养较强的动手能力、独立思考能力与实践应用能力,以利于他们成长为具有综合性素质的合格人才,为将来从事临床检验工作打下坚实的基础。

一、实验室守则

实验室是学生进行实验的重要场所,而且寄生虫学检验相关实验涉及生物安全、仪器使用等问题。因此,在实验教学过程中,学生必须有严谨的学风、严明的纪律,严格遵守实验室的有关规章制度,以保护人身安全与仪器正常使用,提高实验效果与教学质量。

(1)学生必须接受实验室生物安全防护知识教育,充分认识到实验室存在高危因素,掌握正确的自我防护措施。

(2)必须严格遵守实验室上课纪律,不得迟到、早退或无故缺席,有病或有事应向任课教师请假。

(3)进入实验室,必须穿实验工作服,带实验指导、实验报告本、绘图铅笔、橡皮等;保持专注与肃静,保证实验室的良好秩序。

(4)要爱护公物,爱惜仪器设备和标本,节约实验试剂、耗材与水电。对于精密贵重仪器要细心取放及使用。实验前,要检查显微镜是否完好,用后将显微镜擦拭干净。如有损坏,及时报告指导教师。

(5)实验时,应根据实验指导与教师要求,循序渐进,细心观察和操作,认真做好实验记录,分析实验结果,按时完成实验报告。不得随意移动示教标本及标签,以免影响其他同学观察。

(6)高度重视生物安全,所有具潜在危险性的病原寄生虫相关实验都要求在Ⅱ级生物安全实验室操作。在进行具有感染性或污染性的实验操作时,要严格遵守实验室管理制度和实验操作规程,保持实验室的洁净和废弃物的无害化处理;实验完毕后,要妥善处理标本、器材。

(7)实验结束后,实验台应整理清洁,用过的物品归还原处(如染色液、香柏油等);值日生应认真将实验室打扫干净,关好门、窗、水、电后方可离开实验室。

二、普通光学显微镜的使用及维护

(一)普通光学显微镜的使用

取出显微镜时,右手握紧镜臂,左手托住底盘,将显微镜放置于实验台的前方偏左侧,以镜座的后端离实验台边缘6～10 cm为宜,以免显微镜翻倒落地;不要单手斜提或前后摆动,以防镜头或其他零件滑落。首先检查显微镜的各部件是否完整和正常,如发现有损坏或性能不良者,应立即报告。

1. 低倍镜的使用

(1)采光:打开显微镜电源开关,转动粗调螺旋,将载物台略下降(或镜筒略升高),使物镜与载物台距离略拉开。再旋转物镜转换器,将低倍镜对准载物台中央的通光孔(可听到"咔嗒"声)。打开光圈,上升聚光器,双眼向目镜内观察,同时调节反光镜的方向(电光源显微镜无反光镜,应调节亮度旋钮),直到视野内光线均匀、亮度适中。一般用凹面镜对光。

(2)放置玻片标本片:将玻片标本放在载物台上,有盖玻片或有标本的一面向上,用标本移动器上的弹簧夹固定好,然后通过转动标本移动器的螺旋,把要观察的标本部分转移到通光孔的正中央。

（3）调节焦距：从显微镜侧面注视物镜镜头，同时旋转粗调调节器，使载物台缓慢上升（或镜筒下降），当低倍镜与玻片间的距离为 0.5 cm 时，再从目镜里观察视野，左手慢慢转动粗调旋钮，使载物台缓慢下降（或镜筒缓慢上升），直至视野中出现物镜为止。如物像不太清晰，可转动细调旋钮，使物镜更加清晰。如果需要观察的物像不在视野中央，甚至不在视野内，可用标本移动器前后、左右移动标本的位置，使物像进入视野中央。

2. 高倍镜的使用　依照上述操作步骤，先用低倍镜找到需观察的清晰物像，并将其移至视野的中央，同时调准焦距，使被观察的物像更清晰。眼睛从侧面注视，转换高倍镜，直接使高倍镜对准通光孔。眼睛向目镜内观察，同时，微微上下转动细调旋钮，直至视野内物像清晰。

3. 油镜的使用　先按照从低倍镜到高倍镜的操作步骤，找到标本的清晰物像，把要放大观察的部分移到视野中央。将高倍镜移开，往玻片标本上需观察的部位（载玻片的正面，相当于通光孔的位置）滴一滴香柏油，然后在眼睛的注视下，轻轻转换油镜头并浸于油滴中。聚光器上升到最高处，光圈适当调大。缓缓来回调动细调焦旋钮，即可看清物像。

油镜使用完毕后，必须及时将镜头上的油擦拭干净。先使载物台下降（或使物镜上升）约 1 cm，将物镜转离通光孔，先用干擦镜纸擦拭一次，把大部分的油去掉，再用沾有二甲苯（或乙醚 7：乙醇 3 混合液）的擦镜纸擦一次，最后再用干擦镜纸擦一次。加盖片的玻片标本上的油也可用该方法擦拭干净。无盖片的玻片标本，可用拉纸法擦油，即先把一张擦镜纸盖在油滴上，再往纸上滴几滴擦镜油，趁湿将纸往外拉，如此反复几次即可擦拭干净。

（二）显微镜使用的注意事项及维护

（1）使用时要严格按步骤操作，熟悉显微镜各部件性能，掌握粗、细调焦旋钮的转动方向与载物镜或物镜的关系。粗、细调焦旋钮要配合使用，细调焦旋钮不能单方向过度旋转。

（2）在使用镜筒直立式显微镜时，镜筒倾斜的角度不能超过 $45°$，以免重心后移使显微镜倾斜。观察带有液体的临时标本时，显微镜不能倾斜，以免液体污染镜头和显微镜。

（3）调光开关应从小到大调节光的强度，应同时调节聚光镜，达到合适的光强度，避免光源长时间处于最大强度，缩短使用寿命。使用结束前，要把光亮度调到最小位置。

（4）在利用显微镜观察标本时，要养成两眼同时睁开，双手可用（左手操纵调焦旋钮，右边操纵标本移动器）的习惯，必要时应一边观察一边计数或绘图记录。

（5）在使用高倍镜或油镜时，不要一边在目镜中观察，一边下降镜筒（或上升载台），以避免镜头与玻片相撞，损坏镜头或玻片标本。

（6）禁止随意拆卸目镜、物镜和聚光器等零件，以免发生丢失损坏或使灰尘落入镜内。

（7）显微镜的光学部件不可用手指、纱布、手帕或其他粗糙物品擦拭，以免磨损镜面。需要时只能用擦镜纸擦拭。机械部分可用纱布等擦拭。

（8）显微镜使用完毕后应及时复原。先降低载物台（或升高镜筒），取下玻片标本，使物镜转离通光孔。然后上升载物台（或降低镜筒），使物镜与载物台相接近。垂直反光镜，降低聚光器，关小光圈，最后放回镜箱中。

三、寄生虫标本的类别及观察方法

寄生虫标本一般分为玻片标本、小瓶装标本、针插标本、活体标本、大体（病理）标本五类，应注意采用不同的观察方法进行观察学习。

（一）玻片标本

玻片标本是指将病原体封存于载玻片和盖玻片之间制成的标本，包括封片标本和染色标本。这些标本是将体积较小的寄生虫卵、幼虫、成虫、原虫或组织等分别采用不同方法制作、封装而成，有利于长期保存并便于在显微镜或解剖镜下观察，是实验教学中常见的标本。

应先注意玻片标本内封装的标本内容与标本正反面。对于较大的虫体，须用放大镜或解剖镜进行观察。如需使用显微镜观察，应先在低倍镜下找到观察物像，并将其移至视野中，然后依次转换高倍镜或油镜下进行详细的观察。原虫标本很小,需要在油镜下观察才能辨清其形态结构。

由于不同种类寄生虫标本厚薄和染色深浅有所不同,虫体大小亦不同,在观察这些玻片标本时,应随时注意调节显微镜的光线和不同的放大倍数,以求能清晰观察每一种标本的外部形态和内部结构。观察显微镜下标本时,一般采用标本顺序观察法进行观察,以避免遗漏及保证观察结果的准确性。

（二）小瓶装标本

为封装小型虫体、部分虫体或中间宿主等。这些标本观察时,要注意虫体大小、形状和颜色等,应与活体寄生虫标本相比较。

（三）针插标本

一般为医学昆虫标本,经干燥防腐处理后制成,装在透明玻璃管中或平皿中,用肉眼或放大镜观察,了解这些昆虫的外部形态、颜色、大小、结构特征等。

（四）活体标本

为实验室保存的活体寄生虫标本。须注意在活体状态下,寄生虫虫体形态、大小、染色和运动状态等,应与小瓶装死亡固定以后的标本相比较。

（五）大体（病理）标本

将体积较大的寄生虫成虫或幼虫、中间宿主、引起病变的组织器官用70%乙醇或5%～10%甲醛溶液固定后,用合适的液体保存于大小适当的玻璃瓶或有机玻璃瓶内,封闭瓶口,贴上标签即可完成制作。这些标本可用肉眼或放大镜进行观察。观察时,要注意其形态、大小及结构特征,确定寄生虫种类、发育阶段,结合其致病与诊断达到系统掌握。如果是大体病理标本,应首先辨认脏器、组织,再联系致病机制,掌握其病理改变的特征,并且与其他寄生虫所致疾病进行鉴别。

四、实验报告与寄生虫绘图方法

学生应按时、按要求完成实验报告。实验报告的内容要完整,其中寄生虫形态观察往往要进行绘图;技能操作实验报告应包括实验原理、实验试剂与器材、操作步骤、结果判断、讨论等内容。教师通过批阅实验报告,及时了解学生的学习情况。

在实验课进行寄生虫标本的生物学绘图是帮助学生加强记忆、准确掌握寄生虫形态结构的有效手段,同时,也是培养学生观察力和促使学生端正学习态度的过程,是寄生虫检验实验课基本技能训练的内容之一。有关绘图,具体要求如下。

1. 科学性和准确性 绘图前必须认真观察标本,多观察几个视野,学习与之有关的文字描述,正确理解、掌握各部分的形态特征,然后选出特征典型的绘图对象,以保证形态结构的准确性。

2. 点、线要清晰流畅 绘图通常用HB铅笔和2B铅笔,部分染色标本可用彩色笔。线条要一笔画出,粗细均匀,光滑清晰,接头处无分叉和重线条痕迹,切忌重复描绘。点要圆且大小均匀,根据需要灵活掌握疏密变化,暗的地方点密集,明亮的地方点稀疏。不能用涂抹阴影的方法代替圆点,不能将点画成小线段。

3. 比例要正确 要按虫体各部分构造的实际比例绘出,同一张绘图纸上绘多个形态时,还要注意各形态之间的大小比例,要注明放大的倍数。

4. 图纸及版面要保持整洁 图纸及版面要力求整洁,铅笔要保持尖锐,尽量少用橡皮擦。

5. 准确标注 图注一律用正楷字书写,应尽量详细,并要求用水平的直线引出,间隔要均匀,且一般向右边引出。图注部分接近时可用折线,但注意图线之间不能交叉,图注要尽量排列整齐。作为实验报告,图及图注要求用铅笔,不要用钢笔、有色水笔或圆珠笔。实验题目写在绘图报告纸的上方,图题、放大倍数、染色方法及日期写在图的下方。

（曾 涛）

NOTE

第二章　常用寄生虫学实验室检验技术

第一节　寄生虫标本采集、保存和鉴定

一、常用固定液及染色液的配制

固定就是使新鲜虫体在短时间内迅速死亡，保持虫体原有的特征，且标本的形态结构和成分不会损伤和改变；还可沉淀和凝固虫体细胞内蛋白质、脂肪、糖和各种酶，防止细胞自溶和腐败，使之染色后更易于辨认。因此，寄生虫标本采到后，根据标本的种类、检验和制作的目的尽快固定，被固定的标本越新鲜越好。

标本固定的方法分为物理法和化学法。物理法是指用加热、冰冻或干燥的方法固定标本。化学法是指用化学试剂配成溶液来固定标本，这些溶液称为固定液或固定剂，可将标本浸于固定液内固定。

（一）常用固定液

1. 单纯固定液

（1）甲醛（formaldehyde）　常温下是一种无色气体，具有强烈的刺激性气味，35％～40％的甲醛水溶液称为福尔马林（Formalin），此液杀菌力强，可保存大块组织和大型虫体使其不腐烂；渗透力强，固定组织均匀，有硬化标本的性能。缺点是用福尔马林浸渍时间较长久的标本，可影响细胞核染色效果。因此，若标本用作染色用，固定后则必须再用流水冲洗，然后置于70％的乙醇中保存。

常用浓度为5％～10％的甲醛溶液进行固定和保存标本，配制时可将本液浓度（40％甲醛）按百分之百计算，如配制5％甲醛溶液，取5 mL福尔马林加95 mL水即可，配制10％甲醛溶液，取10 mL福尔马林加90 mL水，依此类推；配制时可用自来水或生理盐水。小型的虫体标本用此液一般数小时即可固定好，大型虫体和大块组织则需要1～2天。

（2）乙醇（ethanol）　又称为酒精，是无色液体，渗透力强，具有固定、保存和硬化标本的作用。其缺点是可吸收水分，使标本收缩变硬，因此较难渗入组织深部，不宜用于固定大型虫体和大块组织。固定虫体一般用70％乙醇溶液，固定时间为24 h。因乙醇可逐渐氧化为乙酸，所以保存的标本每两年需换液一次，如在乙醇中加入5％或等量甘油，则可用于永久保存标本。

（3）甲醇（methanol）　又名木醇，是一种无色液体，易燃、有毒，其固定性能与乙醇类似，主要用于固定血液和骨髓穿刺液涂片标本，固定时间为1～3 min，固定后不需要水洗即可进行染色。

（4）升汞（mercuric chloride）　又称氯化汞，为白色粉末状或结晶，有剧毒和腐蚀性，使用时应特别注意切勿与金属器械接触，以免与金属发生化学反应。升汞渗透力强，能充分固定细胞核和细胞质，对蛋白质具有极大的沉淀性能，能使虫体组织收缩，因此常与冰醋酸混合使用。常用的浓度为5％水溶液，固定时间一般为1.5～6 h，标本经此液固定后，内部可产生一种沉淀，须用0.5％碘酒浸泡，使其变成碘化汞后，再保存至70％乙醇溶液中，以除去沉淀。

（5）冰醋酸（glacial acetic acid）　一种无色液体，酸味强，其浓度在99.5％以上，当气温降至16.7 ℃以下时，则成无色结晶，在冬季使用时需要加温溶解。渗透力强，用于固定标本的浓度为0.3％～5％，可沉淀核蛋白，对染色质的固定效果良好，一般固定时间为1 h，但对组织有膨胀作用，通常不单独使用，多与乙醇、福尔马林、升汞等固定液混合使用。

（6）苦味酸（picric acid）　一种黄色结晶体，有毒、无臭、味苦，受热易燃烧和爆炸，一般预先配

成饱和水溶液备用。溶解度因水温而不同,冷水的溶解度为 0.9%~1.2%。苦味酸能沉淀蛋白质,可使标本收缩,但不会过度硬化。标本固定后需用 70%乙醇溶液冲洗,冲洗时如加入少许碳酸锂(lithium carbonate),则可使苦味酸黄色更易洗除。

2. 复合固定液

(1)鲍恩(bouin)固定液 饱和苦味酸溶液 75 mL,福尔马林 25 mL,冰醋酸 5 mL。此液最好在临用前配制,不宜久藏。小型虫体固定 4~16 h 即可,较大者则需 12~24 h。固定后,标本需用 70%乙醇浸洗 10 余小时,直至黄色苦味酸脱去为止。

(2)劳氏(looss)固定液 饱和升汞水溶液 100 mL,醋酸 2 mL。此液可用于固定小型吸虫,在临用前配制。固定时间为 4~24 h,固定后放置在加碘液的 70%乙醇溶液中以去除沉淀,然后保存在 70%乙醇溶液内。

(3)布莱(bless)固定液 70%乙醇溶液 90 mL,福尔马林 7 mL,临用前加冰醋酸 3~5 mL。此液渗透力强,固定时间为 3~12 h,适用于固定昆虫幼虫,亦可用于固定小型吸虫或绦虫,效果较好。

(4)肖氏(schaudinn)固定液 饱和升汞水溶液 66 mL,95%乙醇溶液 33 mL,每 100 mL 混合液中临用前加入冰醋酸 5~10 mL。此液适用于固定肠道原虫,固定时间为 10~60 min,固定完后用 50%或 70%乙醇溶液换洗,再用碘酒或碘液除去升汞沉淀。本液配制后可以长期保存。

3. 固定后处理

固定标本要注意防止虫体变形,应趁新鲜固定,且固定液需适量,固定液与标本体积的比例一般为 15:1,固定时间需根据虫体标本的大小、厚薄、固定液类别、室温高低来决定。固定好的标本需保存在紧塞的瓶中,注明标本的来源、名称、保存液、日期和患者姓名,并存放在阴暗处备用。

(二)常用染剂

为了更好地观察虫体形态和内部结构,可用染料将标本染色,使虫体各部结构能清晰显出,从而达到鉴别虫种的目的。染色原理包括物理与化学两方面作用。物理作用主要是吸附作用,即组织吸附染液的染色颗粒,并与之牢固结合。例如用墨汁或其他颜料注射于绦虫妊娠节片的子宫内,使子宫侧支能清楚显示。化学作用主要是亲和作用,因为虫体组织或细胞内,有酸性物质和碱性物质,染料也有酸性和碱性的区别。组织或细胞中酸性部分的阴离子,可以与碱性染料中的阳离子结合着色,同时组织或细胞中碱性部分的阳离子,也可与酸性染料中的阴离子结合而着色。由于被染物质不同部分对染色剂的反应不同,这样虫体各个不同的部分也就能清楚地显示。

染液是由染料和某些化学药品配制而成的,需将染料溶于溶剂内成为溶液才能染色,这种溶液称为染液或染色剂,溶剂常用蒸馏水与乙醇溶液。

1. 卡红(胭脂红,carmine) 一种从昆虫胭脂虫雌虫中提炼出来的粉末状染料,应将其溶解于酸性或碱性溶液中,对细胞核和细胞质染色效果较好。用卡红配制成的盐酸卡红染液和明矾卡红染液是染制蠕虫整体标本时最常用的染色剂。

(1)盐酸卡红染液 卡红 4 g,盐酸 2 mL,蒸馏水 15 mL,85%乙醇溶液 95 mL。将卡红溶于盐酸蒸馏水中,边煮边用玻璃棒搅拌至煮沸,然后继续加入乙醇溶液加热至 80 ℃左右,冷却过滤,加入氨水数滴中和。染色过深时可用稀盐酸乙醇溶液(即含有 0.5%~2%盐酸的 70%乙醇溶液)分色。

(2)明矾卡红(alum carmine)染液 将卡红 1 g,钾明矾 4 g,蒸馏水 100 mL 置于烧杯中煮沸 30 min,冷后过滤,加石炭酸数滴或福尔马林 1 mL 防腐。分色可用 2%钾明矾水溶液。

2. 苏木素(苏木精,haematoxylin) 苏木素是由产于南美洲的一种植物苏木中提炼出来的浅黄色或浅褐色的细粒结晶体,对细胞核和染色质具有很强的染色作用,是肠内原虫、小型蠕虫和幼虫常用的染料。

配制染液时,通常先将苏木素溶解于乙醇后,再加入其他成分。配制的苏木素染液必须经过氧化成为苏木红后才起染色作用。所以可将染液配好后暴晒于日光下,或放在 37 ℃温箱中使其自然氧化,时间愈长,氧化愈成熟,染色力愈强;也可以在染液中加氧化剂,如过氧化氢、氧化汞等,使其快速氧化,但染色效果不如前者。因此,此类染液应提前配制待其自然氧化成熟后应用。染液中需加入媒染剂如钾明矾、铁明矾或用媒染剂媒染后才容易着色。常用的染液有戴氏苏木素染液和哈氏苏木素染液。

(1)戴氏苏木素(delafield haematoxylin)染液 苏木素结晶 4 g,95%乙醇溶液 10 mL,饱和铵明矾水溶液 100 mL,甘油 25 mL,甲醇 25 mL。将苏木素溶于乙醇溶液中,滴入饱和铵明矾水溶液与之混合。混合液晒于日光下或置温箱中,经过 2～4 周,加入甘油和甲醇,静置数日后再过滤,放置约 2 个月,直至液体成熟呈暗红色时即可使用。用时将此原液加蒸馏水稀释 10～20 倍。

(2)哈氏(harris)苏木素染液 苏木素 1 g,无水乙醇 10 mL,铵(或钾)明矾 20 g,蒸馏水 200 mL,氧化汞 0.5 g。将苏木素溶解于无水乙醇溶液中,另将钾明矾置于蒸馏水中加温溶解。待钾明矾全部溶解,再与苏木素乙醇溶液混合,煮沸 3～5 min 再加氧化汞。待液体变为深紫色,立即将烧瓶放于流动冷水中,使染液快速冷却,然后过滤。使用前加入冰醋酸 4 mL,可增强其核染色力。

3. 伊红(eosin)染液 伊红 2 g,蒸馏水 100 mL,冰醋酸 1～2 滴。此液应用极广,通常将 0.1%～0.5%乙醇(95%)溶液与苏木素配合,进行复染;在检查肠道原虫时,常与碘液配合进行对比染色。

4. 快绿(fast green)染液 快绿粉 0.2 g,95%乙醇溶液 100 mL。此液适用于小型吸虫标本的复染。先用卡红染液染色,后脱水至乙醇浓度维持 95%不变时加入此液数滴进行复染。1 min 后,立即进行脱水透明。

5. 中性红(neutral red) 红色粉末状,略带碱性,是细胞核的活体染料,渗透力强,无毒。通常配成 0.01%～1%水溶液,可用于原虫与蠕虫幼虫等标本的染色。

6. 碱性复红(basic fuchsin) 碱性染料,红色粉末状,对细胞核着色力强。在昆虫标本制作中通常配成石炭酸复红染液,作几丁质染色用。

7. 甲酚紫(cresly violet) 又名焦油紫,常用 0.1%甲酚紫水溶液,可用于活体标本染色。染色时将标本置于载玻片上,加此剂 1～2 滴,待虫体呈红色后,加盖玻片置显微镜下观察。

染色方法分为活体染色和死体染色。活体染色法是临时观察虫体形态构造,较清晰方便,但标本不能长久保存。染液均为水液,取活体染色剂滴于载玻片上,将虫体置于染液中,在虫体受染后,盖上盖玻片在显微镜下观察即可。死体染色法是虫体经过固定后染制的,染液可分为水溶液与乙醇溶液。根据染色剂将其分为单染和复染两种。单染是只用一种染液来进行染色,复染是用两种以上的染液进行染色。染色时间根据标本种类、染液性质、温度不同而有所区别:一般水溶性染液染色时间长,乙醇配制的染液染色时间短;大而厚的虫体染色时间长,小而薄的虫体染色时间短;温度高着色较快,温度低则着色慢。染色所用染液若为水溶性,应将保存于 70%乙醇溶液中的标本移置水中后,再浸入染液中染色,染后仍用水冲洗;染色所用染液若是用乙醇配制的,从 70%乙醇溶液中取出标本后可直接进行染色,染后亦需用 70%乙醇溶液冲洗。

二、寄生虫标本的采集

寄生虫标本的正确采集是获得准确检验结果的前提,也为寄生虫病流行病学调查和预防提供科学依据。不同的寄生虫,其生活史各异,因此,在采集标本前应先了解寄生虫的形态、生活史、寄居部位、地域分布,才能确保采集工作顺利进行。

1. 标本来源 体内寄生虫可寄生于人体的肠道、腔道、淋巴管、血液、骨髓、肝、肺、脑、肌肉等器官组织内。寄生于肠道和腔道的蠕虫卵和少数成虫、原虫滋养体或包囊,可从排泄物或分泌物中获取;大部分消化道内寄生的蠕虫成虫需用药物驱虫后再收集;血液与骨髓内的寄生虫通过抽血或骨髓穿刺采集;寄生于肝、肺、脑、肌肉等器官组织内的寄生虫,需要通过活组织检查获取;有些难采集的标本可通过动物接种或人工培养来获得。

2．标本采集注意事项

（1）做好相关记录 标本名称、采集地点、日期、标本来源、宿主种类、寄生部位、采集人姓名等内容均应详细记录，如是动物接种或人工培养获得的标本应注明，昆虫标本还应记录采集场所的气候等情况。

（2）确保标本完整性 采集过程中操作应仔细，尽可能保持标本完整，不损坏标本结构，尤其在采集昆虫标本时，更应注意保护昆虫的足、翅、体毛、触角、鳞片等结构，确保各部位不残缺。

（3）避免感染 采集过程中应采取适当防护措施以防造成感染。操作时，要穿工作服，戴手套，必要时还要戴口罩和防护镜，结束后要消毒器具和实验台，以免造成污染或传播；采集钉螺和解剖钉螺及接种动物时，应预防血吸虫尾蚴侵入皮肤；采集病媒昆虫标本时，应防止被叮咬，可涂抹驱避剂或穿防护衣。

三、寄生虫标本的保存

采集到的寄生虫标本，需按标本的种类、大小、性质、制作要求，尽快进行处理。如要进行动物接种或人工培养，应按所需条件妥善安排；如制作标本，应先用生理盐水将虫体或病理组织表面洗净，再置于保存液（或固定液）中保存固定。如不能及时处理，需将标本放入冰箱内，但时间也不宜过久。如要进行动物接种或人工培养，应按照所需条件妥善进行处理。

四、寄生虫标本的鉴定

寄生虫标本的鉴定以形态学为依据，进行生物学分类并确定虫种。如果属于形态完整、较大的常见寄生虫，只需经一般形态学观察即可判定。但对于死亡、残缺不全的小虫体，特别是病理组织切片中的虫体或个体很小的原虫，可根据虫体形态结构和来源部位，结合患者病史、临床症状和体征、寄生虫免疫诊断检测指标等资料判断该虫体大致类别，再结合已知的资料查阅文献来验证最初的分析，如结果不符合或无从获得验证资料，需进一步使用免疫学方法和分子生物学技术来鉴定。寄生虫标本的鉴定方法包括一般形态学观察鉴定和特殊结构与分子水平检查鉴定。

1．一般形态学鉴定 对于肉眼可见的大部分蠕虫和节肢动物，根据形态特征可直接作出判断，如蛔虫、钩虫、蛲虫、姜片虫、带绦虫孕节、膜壳绦虫、组织中的蝇蛆等；对于原虫、蠕虫卵等肉眼看不清楚的寄生虫则需借助显微镜观察，如疟原虫、阿米巴原虫、各种蠕虫卵、蠕形螨、疥螨等。如虫体不完整或结构不清，还需要对虫体做透明处理，然后置于载玻片上镜检。如虫体需保存，可用10％甲醛或70％乙醇固定。观察具体指标包括形状、大小、颜色、由外到内的细微结构特点等。

2．特殊结构与分子水平鉴定 包括组织切片观察横断面结构、扫描电镜观察虫体体表或某一部位构造特征、透射电镜观察原虫细胞器或虫体皮层结构、特异性免疫组化分析、染色体核型与显带分析、同工酶谱和蛋白质区带比较分析，DNA重复序列酶切长度分析、种特异基因序列PCR扩增产物与DNA杂交分析等。

（赵莉平）

第二节 病原学检查技术

一、粪便标本的病原学检验技术

（一）直接涂片法（direct smear method）

1．生理盐水涂片法（saline smear）

【原理】用生理盐水作粪便的稀释剂，可不改变涂片的渗透压，维持病原体形态结构完好。

NOTE

【器材与试剂】载玻片、盖玻片、竹签、生理盐水、光学显微镜。

【操作方法】

（1）在洁净载玻片上滴加 1～2 滴生理盐水。

（2）用竹签从粪便的不同部位挑取米粒大小的粪便，在生理盐水中均匀涂抹形成薄粪膜，覆盖玻片后置显微镜下检查。要求粪膜厚薄适当，其标准以透过涂片能隐约看到书上字迹为合适。

（3）检查时先用低倍镜查找，如发现可疑物再转换高倍镜仔细观察。

【方法学评价】此法操作简便，适用于检查蠕虫卵和原虫滋养体，但由于取材较少，容易造成漏检，所以仅作为初步检查的一种手段。

【注意事项】

（1）粪便须新鲜，粪便容器应洁净无污染。

（2）镜检采用阅读式顺序检查，以防漏检。

（3）镜检时光线要适当，光线过强则影响观察效果，容易引起视疲劳。

（4）检查虫卵时，应注意与粪便残渣和食入的酵母菌、油滴、植物纤维区别。

（5）检查完后的涂片放入 5‰来苏液消毒缸内，粪便盒、竹签或牙签放入污物桶内。

2．碘液染色涂片法（iodine staining）

【原理】用碘液可将原虫包囊着色，可在高倍镜下观察形态、颜色和内部结构。

【器材与试剂】

（1）载玻片、盖玻片、竹签、生理盐水、光学显微镜。

（2）碘液配制：碘化钾 4 g，溶于 100 mL 蒸馏水中，再加入碘 2 g，待溶解后储存于棕色瓶中备用。

【操作方法】

（1）在洁净载玻片上滴加 1 滴碘液。

（2）用竹签从粪便的不同部位挑取米粒大小的粪便，在碘液中均匀涂抹，覆盖玻片后镜检。

（3）检查时先用低倍镜查找，如发现可疑物再转换高倍镜仔细观察。

【方法学评价】此法操作简便，适用于检查包囊。

【注意事项】

（1）碘液不宜太多和太浓，否则影响检查结果。

（2）检查包囊时，应注意与人酵母菌或脂肪滴区别：人酵母菌形态大小不同，内有较大空泡；脂肪滴折光性强，不着色，内无任何结构。

（二）浓集法（concentration method）

1．厚涂片透明法（改良加藤法，modified Kato's thick smear）

【原理】粪膜经浸透甘油-孔雀绿溶液的玻璃纸片透明后，甘油可使粪渣透明，以便于光线通过，孔雀绿可使光线柔和，减轻视疲劳。

【器材与试剂】

（1）载玻片、玻璃纸、竹板、100 目不锈钢筛、橡皮塞、光学显微镜。

（2）甘油-孔雀绿溶液配制：纯甘油 100 mL，蒸馏水 100 mL，3％孔雀绿溶液 1 mL，充分混匀。

（3）玻璃纸制备：将玻璃纸剪成大小为 20 mm×30 mm 的纸片，浸泡于甘油-孔雀绿溶液中 24 h 以上，直至玻璃纸呈现绿色。

【操作方法】

（1）将 100 目不锈钢筛覆盖在粪便标本上，用竹板从网上刮取粪便 50 mg，置于载玻片上。

（2）用浸透甘油-孔雀绿溶液的玻璃纸覆盖在粪便上，用橡皮塞轻压，使粪膜铺开，大小为 20 mm×25 mm。

（3）放置在 30～36 ℃温箱中约 30 min，或 25 ℃温箱中约 1 h，待粪膜稍干并透明后镜检。

【方法学评价】此法使镜下对比鲜明，易于观察，适用于检查蠕虫卵。

【注意事项】

（1）粪膜要均匀展开，不宜过厚。

（2）粪膜透明时间要适当，如检查钩虫卵，时间应在 30 min 内。如粪膜厚、透明时间短，则难以发现虫卵；透明时间过长，则导致虫卵变形不易识别。

2. 饱和盐水浮聚法（brine floatation）

【原理】利用部分蠕虫卵比重小于饱和盐水比重（1.20），使虫卵漂浮在溶液表面，从而达到浓集虫卵的目的。常见蠕虫卵和包囊比重见表 2-2-1。

表 2-2-1　蠕虫卵和包囊比重

蠕虫卵或包囊	比重	蠕虫卵或包囊	比重
华支睾吸虫卵	1.170～1.190	蛲虫卵	1.105～1.115
姜片虫卵	1.190	受精蛔虫卵	1.110～1.130
肝片形吸虫卵	1.200	未受精蛔虫卵	1.210～1.230
日本血吸虫卵	1.200	毛圆线虫卵	1.115～1.130
带绦虫卵	1.140	溶组织内阿米巴包囊	1.060～1.070
微小膜壳绦虫卵	1.050	结肠内阿米巴包囊	1.070
钩虫卵	1.050～1.080	微小内蜒阿米巴包囊	1.065～1.070
鞭虫卵	1.150	蓝氏贾第鞭毛虫包囊	1.040～1.060

【器材与试剂】

（1）载玻片、盖玻片、竹签、浮聚瓶或青霉素小瓶、滴管、光学显微镜。

（2）饱和盐水配制：向烧杯中加入清水煮沸，慢慢加入食盐并不断搅动，直至食盐不再溶解，冷却后即为饱和盐水，100 mL 沸水中加入食盐 35～40 g。

【操作方法】

（1）用竹签挑取黄豆大小的粪便，放入盛有少量饱和盐水的浮聚瓶或青霉素小瓶内，将粪便搅匀（图 2-2-1（a））。

（2）用滴管向小瓶内缓慢滴加饱和盐水至瓶口，用竹签挑去浮在水面的粪渣，继续滴加饱和盐水至液面略高于瓶口而又不溢出为止（图 2-2-1（b）、图 2-2-1（c））。

（3）取一张载玻片盖于瓶口，静置 15～20 min（图 2-2-1（d））。

（4）将载玻片垂直向上提起并迅速翻转，加盖玻片镜检（图 2-2-1（e）、图 2-2-1（f））。

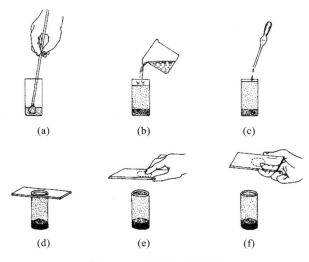

(a)　　　　(b)　　　　(c)

(d)　　　　(e)　　　　(f)

图 2-2-1　饱和盐水浮聚法

NOTE

【方法学评价】此法适用于检查各种线虫卵,尤其是钩虫卵,估测感染度,也可评估药物驱虫效果。

【注意事项】

(1)挑取粪便时应从不同部位挑取,粪便量需适当,过多过少都影响浓集效果。

(2)加饱和盐水时,量应适当,标准以盖上盖玻片没有气泡而又不溢出为宜。

(3)玻片要洁净,避免玻片与液面间有气泡或漂浮的粪渣。

(4)静置时间要充足。

(5)翻转玻片时动作要轻巧,速度适宜,不要使液体流失影响检查效果。

3. 自然沉淀法(nature sedimentation method)

【原理】利用蠕虫卵、包囊和卵囊的比重大于水,可沉于水底,使虫卵浓集检出。

【器材与试剂】三角量杯(500 mL)、烧杯、玻棒、铜筛(60~80 目)、载玻片、盖玻片、吸管、光学显微镜。

【操作方法】

(1)取 20~30 g 粪便放入烧杯中,加清水调成混悬液,用铜筛过滤至 500 mL 三角量杯内(图2-2-2(a))。

(2)加清水至 500 mL 处静置,检查蠕虫卵需静置 20~30 min,包囊需静置 6~8 h(图 2-2-2(b))。

(3)倒去上清液,换加清水(图 2-2-2(c)、图 2-2-2(d))。

(4)如此重复操作,直至上清液清澈为止(图 2-2-2(e))。

(5)倾去上清液,用吸管吸取沉渣镜检。如为检查包囊,还需加碘液染色(图 2-2-2(f))。

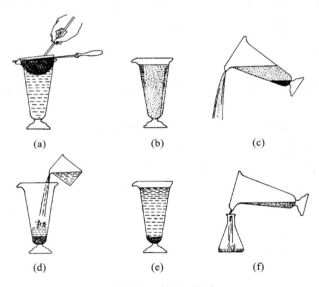

(a)　　　　　　(b)　　　　　　(c)

(d)　　　　　　(e)　　　　　　(f)

图 2-2-2　自然沉淀法

【方法学评价】此法可使虫卵集中,且经过水洗,观察视野较清晰,易于检出,但较费时。对比重较小的钩虫卵检查效果差,但比重大的包囊也可用此法。

【注意事项】

(1)应将粪便搅匀后再过滤。

(2)注意换水时间,尤其是血吸虫卵检查,应缩短换水时间或用 1.2% NaCl 溶液代替清水,以防止毛蚴孵化。

(3)更换清水时,避免沉渣浮起,使虫卵随上清液流失。

(4)此法使用粪便量较大,应避免污染环境。

NOTE

4. 尼龙袋集卵法(nylon bag method)

【原理】将较多量的粪便加水混匀,经过 3 个不同孔径的筛网,用铜筛粗筛去除粗粪渣,第一个尼龙袋去除细粪渣,第二个尼龙袋收集虫卵,再经消化进一步去除粪渣,从而更好地浓集血吸虫卵。

【器材与试剂】铜筛(60 目)、尼龙袋(120 目和 200 目各 1 个)、烧杯、20% NaOH 溶液 20 mL、载玻片、盖玻片、吸管、光学显微镜。

【操作方法】

(1) 取 30～50 g 粪便放入烧杯中,加少量水调匀,先用铜筛过滤去除粗粪渣,在自来水下冲洗粪渣直至流水变清为止。

(2) 收集过滤后粪液,倒入重叠的尼龙袋内(120 目在上,200 目在下),用自来水边洗边筛,直至流水变清。

(3) 移去 120 目尼龙袋,将留有粪液的 200 目尼龙袋浸泡在 20% NaOH 溶液中消化 10 min,用自来水继续冲洗去掉细粪渣。

(4) 用吸管吸取筛内粪渣涂片镜检。

【方法学评价】此法为病原诊断慢性血吸虫病的首选方法。此法浓集速度快、省时、省水,虫卵散失少,还可避免在自然沉淀中虫卵孵出的毛蚴因换水而被倒掉。尼龙袋体积小、体重轻、便于携带,适用于大规模调查。

【注意事项】

(1) 粪便必须新鲜,夏季不宜超过 12 h,冬季不宜超过 24 h。送检标本量不足的应退回再送。

(2) 用自来水做孵化时,应将水放在缸内过夜。

(3) 铜筛、尼龙袋等器材使用完毕后,应冲洗干净,再用来苏水浸泡杀卵。为避免交叉感染,尼龙袋在使用前后均应在来苏水中浸泡 30 min,然后用自来水冲净。

(4) 清洗尼龙袋时,不能用刷子刷洗、揉搓,不能用开水烫,以免孔径破坏影响集卵效果。

(三) 定量透明法(quantitative transparency method)

【原理】在厚涂片透明法基础上,刮取定量粪便,检出粪内全部虫卵并计数。

【器材与试剂】聚苯乙烯定量板(大小 40 mm×30 mm×1.37 mm,膜孔孔径 8 mm×4 mm,两端呈半圆形,孔内平均容纳粪样 41.7 mg)、载玻片、甘油-孔雀绿溶液、玻璃纸(50 mm×25 mm)、竹板、100 目不锈钢筛、橡皮塞、光学显微镜。

【操作方法】

(1) 将 100 目不锈钢筛覆盖在粪便标本上,用竹板从网上刮取粪便。

(2) 将定量板置于载玻片上,用手指压住定量板两端,用竹板刮取粪便填满膜孔,刮去多余粪样。掀起定量板,载玻片上留下长条形粪样。

(3) 用浸透甘油-孔雀绿溶液的玻璃纸覆盖在粪便上,用橡皮塞轻压,使粪膜铺开呈长椭圆形。

(4) 在 25 ℃温箱中放置 1 h 后即可镜检,按顺序观察并记录全部虫卵数。

(5) 将虫卵数乘以 24,再乘以粪便形状系数(成形便为 1,半成形便为 1.5,软湿便为 2,粥样便为 3,水泻便为 4),即为每克粪便虫卵数(eggs per gram,EPG),根据排便量计算每条雌虫每天排卵数(表 2-2-2)。

表 2-2-2 常见蠕虫每条雌虫每日产卵数

虫名	每日产卵数(平均数)	虫名	每日产卵数(平均数)
华支睾吸虫	1600～4000(2400)	牛带绦虫	97000～124000/孕节
姜片虫	15000～48000(25000)	十二指肠钩虫	10000～30000(24000)
卫氏并殖吸虫	10000～20000	美洲钩虫	5000～10000(9000)
日本血吸虫	1000～3500	蛔虫	234000～245000(240000)
猪带绦虫	30000～50000/孕节	鞭虫	1000～7000(2000)

【方法学评价】此法可用于检查粪便中的蛲虫卵并计数,估测感染程度,也可评估药物驱虫效果。

【注意事项】同厚涂片透明法。

(四) 钩蚴培养法(culture method for hookworm larva)

【原理】钩虫卵在适宜的温度和湿度条件下,短期内(3~5天)发育并孵出幼虫,幼虫破坏卵壳释出。钩蚴具有向温、向湿性特征,可集中于试管底部水中做蛇形运动,利用本方法获取钩蚴,并可用肉眼观察到,从而明确诊断。

【器材与试剂】滤纸条、竹签、洁净试管(1 cm×10 cm)、铅笔、冷开水、放大镜、培养箱、滴管、光学显微镜。

【操作方法】

(1) 加冷开水约 1 mL 于洁净试管内,将滤纸剪成与试管等宽但较试管稍短的"T"形纸条,横条部分用铅笔写受检者姓名或编号(图 2-2-3(a))。

(2) 取蚕豆大小粪便,均匀涂在纸条上 2/3 部分,将纸条插入试管,下端浸入水中,以水面不接触粪便为宜,置于 20~30 ℃条件下培养(图 2-2-3(b))。

(3) 培养过程中,每天用滴管沿管壁滴入冷开水,以补充管内蒸发掉的水分,加水时勿冲在粪膜上;置于 25~30 ℃温箱内孵育(图 2-2-3(c))。

(4) 3 天后,用肉眼或放大镜检查试管底水中有无钩蚴。钩蚴在水中做蛇形运动,虫体透明(图 2-2-3(d))。如为阴性,应继续培养至第 5 天。如气温太低,可将培养管放入温水(30 ℃)中数分钟后,再行观察。如需进行虫体鉴定,可吸取培养底部的沉淀物滴于载玻片上镜下观察。

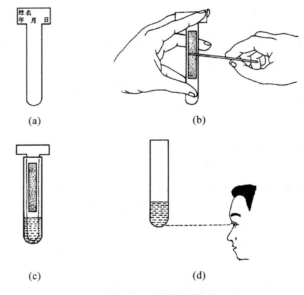

图 2-2-3　钩蚴培养法

【结果判读】培养 5 天内,用肉眼或放大镜检查试管底水中有钩蚴即为阳性;反之,5 天内观察不到钩蚴即为阴性。

【方法学评价】此法操作简单,用肉眼或放大镜即可观察,阳性率比粪便直接涂片法高 7.2 倍,但培养时间较长,须 3~5 天才得出结果。此法亦可用于分离各种阿米巴滋养体和肠道滴虫滋养体,检出率较高。

【注意事项】

(1) 操作时勿使粪便混入水中。

(2) 温度低于 15 ℃时,不利于钩蚴发育并孵化,冬天排便后应及时培养。

(3) 操作时必须小心,防止感染,应将用过的纸条和试管浸入沸水中杀死钩蚴。

NOTE

（五）毛蚴孵化法（culture method for hookworm larva）

【原理】虫卵内含有成熟毛蚴，在适宜温度的清水中，短时间内可孵出毛蚴。用肉眼或放大镜观察，毛蚴在水面下呈白色点状物，做直线运动。

【器材与试剂】自然沉淀法所需器材、三角烧瓶、无氯清水、带光源的恒温箱、放大镜、吸管、日光光源、黑纸。

【操作方法】

（1）取 30 g 粪便与水混匀，先用自然沉淀法收集粪便沉渣，用吸管吸取沉渣镜检虫卵。（图 2-2-4(a)至图 2-2-4(f)）。

（2）如为阴性，将全部沉渣倒入三角烧瓶，加无氯清水至离瓶口约 1 cm 处（图 2-2-4(g)）。

（3）在 25～30 ℃或带光源的恒温箱内孵化（图 2-2-4(h)）。

（4）4～6 h 后，用肉眼或放大镜观察，观察时将烧瓶向着光源或在光线明亮处观察，并衬黑纸，毛蚴在接近水面的清水中做直线运动，为针尖大小的白色点状物。如肉眼观察困难，可用吸管吸出白色点状物，置于低倍镜下镜检，毛蚴基本形态特征为梨形、体表有纤毛（图 2-2-4(i)）。

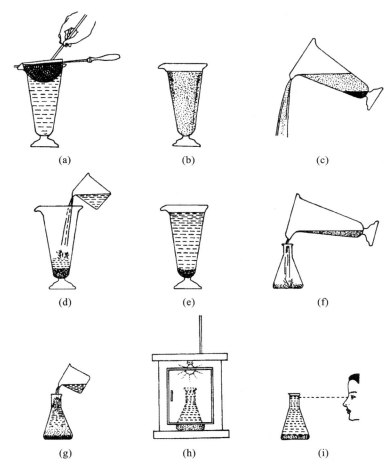

(a)　　　　　　(b)　　　　　　(c)

(d)　　　　　　(e)　　　　　　(f)

(g)　　　　　　(h)　　　　　　(i)

图 2-2-4　毛蚴孵化法

【结果判读】培养 4～6 h 后，用肉眼或放大镜检查在三角烧瓶接近水面的清水中有毛蚴即为阳性；如无毛蚴，继续孵化，分别在 8～10 h 和 20～24 h 后再检查，仍未检查到毛蚴即为阴性。

【方法学评价】此法将沉淀法和孵化法结合进行，可提高检出率，主要用于检查早期血吸虫病患者粪便中的血吸虫卵。

【注意事项】

（1）严禁直接用自来水淘洗粪便。

（2）注意与水中其他原生动物（如草履虫）相鉴别，如疑有毛蚴，可用吸管吸出镜检。

NOTE

（3）气温高时,应采用 1.2％食盐水或冰水冲洗粪便,最后一次改用室温清水,以免毛蚴孵出。

（六）蠕虫成虫检查

1. 直接拣虫法

【原理】肠道蠕虫有时可自然排出,或在服用驱虫药物后随粪便排出,留取粪便检查。

【器材与试剂】镊子、大平皿、生理盐水、清水。

【操作方法】用镊子从粪便中挑出虫体置于大平皿内,先用清水洗净,再加生理盐水观察。

【方法学评价】此法操作简便,适用于检查肉眼易见的大型肠道蠕虫或节肢动物(如蝇蛆、粉尘螨)。

【注意事项】

（1）挑取绦虫时动作要轻巧,避免头节丢失影响鉴定。

（2）如粪块过硬,可用生理盐水融化后再拣虫。

2. 淘虫法

1）水洗沉淀法

【原理】肠道蠕虫有时可自然排出,或在服用驱虫药物后随粪便排出,留取粪便检查。

【器材与试剂】量杯、黑纸、玻棒、清水。

【操作方法】

（1）将粪便置于量杯内,加清水搅拌均匀,静置 20～30 min,倾去上清液。

（2）再加水,如此反复操作直至水清澈。

（3）倾去上清液,将沉渣置于大平皿内,底下衬黑纸,检查虫体。

【方法学评价】此法操作简便,适用于检查小型肠道蠕虫。

【注意事项】加水不能过猛,清洗时间不能过长,避免虫体胀裂。

2）冲洗过筛法

【原理】肠道蠕虫有时可自然排出,或在服用驱虫药物后随粪便排出,留取粪便检查。

【器材与试剂】量杯、大平皿、黑纸、玻棒、铜筛、清水。

【操作方法】

（1）将粪便置于量杯内,加清水搅拌均匀,用铜筛滤出粪渣,用水反复冲洗直至冲下的水澄清为止。

（2）将铜筛内粪渣倒入盛有清水的大平皿内,底下衬黑纸,检查虫体。

【方法学评价】检查带绦虫头节和孕节时,需戴手套。

【注意事项】加水不能过猛,清洗时间不能过长,避免虫体胀裂。

3. 带绦虫节片检查法

【原理】猪带绦虫或牛带绦虫的孕节可从链体上脱落,随粪便排出体外或主动逸出肛门,或服药后驱出虫体获取节片,根据节片结构或子宫分支进行虫种鉴定。

【器材与试剂】

（1）镊子、载玻片、注射器、墨水汁、清水。

（2）卡红染液配制:将钾明矾饱和液 100 mL、卡红 3 g、冰乙酸 10 mL 混合,置于 37 ℃温箱内过夜,过滤后备用。

【操作方法】

（1）用清水将节片冲净,置于两张载玻片之间,轻轻压平,对光观察内部结构鉴定虫种。

（2）如是孕节,可根据子宫分支直接鉴定。也可用注射器从孕节后端正中处插入子宫内缓慢注入墨水汁或卡红染液,待子宫分支显现黑色或红色后,观察鉴别。

【方法学评价】此法操作简便,可用于绦虫病病原学检查和虫种鉴定。

【注意事项】操作时需戴手套,以免被感染。

（七）涂片染色法

1. 铁苏木素染色法（iron haematoxylin stain）

【原理】粪便标本经铁苏木素染色后,在油镜下可观察到原虫滋养体和包囊能够清晰地显示细胞核及细胞质中的各种结构,从而进行虫体检查和鉴定。

【器材与试剂】

（1）载玻片、盖玻片、中性树胶、50％乙醇、70％乙醇、80％乙醇、95％乙醇、二甲苯、蒸馏水、光学显微镜。

（2）肖氏固定液配制:饱和升汞水溶液 66 mL,95％乙醇溶液 33 mL,每 100 mL 混合液中临用前加入冰醋酸 5～10 mL,并加热至 40 ℃。

（3）0.5％苏木精溶液配制:将苏木精粉 10 g 溶于 95％乙醇溶液 100 mL 中,装入 250 mL 大口玻瓶内,加塞室温放置 6～8 周,使之充分氧化。应急使用时,可将玻瓶晒于阳光下,每日振摇,可加速其氧化。氧化成熟的染液滴到水中呈鲜艳紫色,未氧化成熟的染液呈淡红色或红紫色。此为原液,使用时按 1:19 加蒸馏水配成 0.5％染液,此液可保存 3～6 个月。

（4）碘酊配制:将碘化钾 10 g 溶于 100 mL 蒸馏水中,再加结晶碘 5 g,溶解后储存于棕色瓶中,即为卢戈碘液。在 70％乙醇溶液中加数滴卢戈碘液即为碘酊。

（5）2％铁明矾溶液配制:硫酸铁铵 2 g 溶于 100 mL 蒸馏水中,临用前配制。

【操作方法】

（1）将粪便在载玻片上涂成薄粪膜,放入 60 ℃肖氏固定液 2 min。

（2）依次将标本放入碘酊、70％乙醇、50％乙醇溶液中各 2 min,用自来水和蒸馏水各洗 1 次;放入 40 ℃ 2％铁明矾溶液 2 min,流水冲洗 2 min;放入 40 ℃ 0.5％苏木精溶液中染色 5～10 min,再流水冲洗 2 min;放入 2％铁明矾溶液退色 2 min。镜下检查退色情况（观察时勿使载玻片干燥）,如颜色偏深,应继续退色直至核膜、核仁均清晰可见为止。

（3）流水冲洗 15～30 min,直至标本显现蓝色,再用蒸馏水洗 1 次。

（4）依次在 50％、70％、80％、95％乙醇（2 次）溶液中逐渐脱水各 2 min。

（5）在二甲苯中透明 3～5 min 后,用中性树胶封片。

【结果观察】染色后,原虫胞质呈灰褐色,胞核、包囊内的拟染色体、溶组织内阿米巴滋养体吞噬的红细胞均被染成蓝黑色,糖原泡溶解成空泡状。

【方法学评价】此法主要用于阿米巴和蓝氏贾第鞭毛虫等多种原虫滋养体和包囊的染色鉴定。

【注意事项】

（1）粪膜宜薄且均匀。

（2）玻片标本从一种溶液移到另一种溶液之前应甩干,多余液体可用吸水纸吸去,这样可使染液使用时间较长。

（3）脱色过程中,如二甲苯中的标本出现乳白色,说明标本中含有水分,应将玻片重新放入新鲜的 100％乙醇中,并更换新的二甲苯。

2. 隐孢子虫卵囊染色检查

【原理】粪便标本经金胺-酚染色后,再用改良抗酸染色法复染,卵囊及非特异性颗粒着色不同,容易区分,从而进行虫体检查和鉴定。

【器材与试剂】

（1）载玻片、吸管、竹签、荧光显微镜。

（2）1 g/L 金胺-酚染色液配制（第一液）:金胺 1 g,石炭酸 5 g,蒸馏水 100 mL。

（3）3％盐酸乙醇溶液配制（第二液）:盐酸 3 mL,95％乙醇溶液 100 mL。

（4）高锰酸钾液配制（第三液）:高锰酸钾 0.5 g,蒸馏水 100 mL。

（5）石炭酸复红染色液配制（第四液）:碱性复红 4 g,95％乙醇溶液 20 mL,石炭酸 8 mL,蒸馏水 100 mL。

（6）10%硫酸溶液配制（第五液）：纯硫酸 10 mL，蒸馏水 90 mL，边搅拌边将硫酸缓慢注入水中。

（7）20 g/L 孔雀绿液配制（第六液）：20 g/L 孔雀绿原液 1 mL，蒸馏水 10 mL。

【操作方法】取患者新鲜腹泻粪便或经 10%甲醛溶液固定保存（4 ℃ 1 个月内）粪便，自然沉淀后用吸管尽可能吸取底部粪便，在载玻片上涂成粪膜。

（1）金胺-酚染色法（auramine-phenol stain）　粪膜晾干后，滴加第一液，10～15 min 后水洗；滴加第二液，1 min 后水洗；滴加第三液，1 min 后水洗；干后置荧光显微镜下观察。

低倍镜下，卵囊为圆形小亮点，呈乳白色荧光。高倍镜下卵囊呈乳白色或略带绿色，卵囊壁为一薄层，多数卵囊周围深染，中央淡染，似环状，或深染结构偏位；有些卵囊全部为深染，但有些标本可出现非特异性荧光颗粒，应注意鉴别。

（2）改良抗酸染色法（modified acid-fast method）　滴加第四液于粪膜上，1.5～10 min 后水洗；滴加第五液，1～10 min 后水洗；滴加第六液，1 min 后水洗；干后置荧光显微镜下观察。

染色后，卵囊为玫瑰红色，圆形或椭圆形，背景为绿色。染色（1.5 min）和脱色（2 min）时间短，卵囊内子孢子边界不明显；染色时间长（5～10 min），脱色时间相应延长时，子孢子边界明显，卵囊和子孢子均被染成玫瑰红色，子孢子呈月牙形，共 4 个。

（3）金胺-酚改良抗酸染色法　先用金胺-酚染色后，再用改良抗酸染色法复染，然后置荧光显微镜下观察。

卵囊同改良抗酸染色法所见，但非特异性颗粒被染成蓝黑色。

【结果观察】

（1）金胺-酚染色法低倍镜下，卵囊为圆形小亮点，呈乳白色荧光。高倍镜下卵囊呈乳白色或略带绿色，卵囊壁为一薄层，多数卵囊周围深染，中央淡染，似环状，或深染结构偏位；有些卵囊全部为深染，但有些标本可出现非特异性荧光颗粒，应注意鉴别。

（2）改良抗酸染色法　卵囊为玫瑰红色，圆形或椭圆形，背景为绿色。染色（1.5 min）和脱色（2 min）时间短，卵囊内子孢子边界不明显；染色时间长（5～10 min），脱色时间相应延长时，子孢子边界明显，卵囊和子孢子均被染成玫瑰红色，子孢子呈月牙形，共 4 个。

（3）金胺-酚改良抗酸染色法　卵囊同改良抗酸染色法所见，但非特异性颗粒被染成蓝黑色，两者颜色明显不同，容易与卵囊区分。

【方法学评价】此法主要用于检查隐孢子虫卵囊，单用金胺-酚染色法或改良抗酸染色法，其效果均不如金胺-酚改良抗酸染色法。此复染方法使卵囊和非特异性颗粒极易区别，明显提高了检出率和准确性。

【注意事项】

（1）粪膜不能太厚，否则影响脱色。

（2）不具备荧光显微镜的实验室，可染色后先在光学显微镜的低、高倍镜下检查，发现小红点时再转用油镜观察，可提高检出速度和准确性。

二、肛门周围的病原学检验技术

（一）透明胶纸法（cellophane tape）

【原理】蛲虫雌虫成虫在人体肛周及会阴部皮肤上产卵，带绦虫孕节从肛门排出或主动逸出时节片破裂，虫卵黏附于肛周皮肤上，可用透明胶带粘贴的方法检获虫卵。

【器材与试剂】透明胶纸（2 cm 宽）、载玻片、标签、笔、光学显微镜。

【操作方法】

（1）剪取 2 cm 宽透明胶纸 6 cm 长，一端向胶面折叠约 0.5 cm（易于揭开），再贴在洁净的载玻片上。

（2）载玻片的一端贴上标签，注明受检者姓名、编号等。

（3）检查时，揭下胶纸，用胶面粘贴于肛门周围皮肤，然后将胶面复位平铺于载玻片上在显微镜下检查。

【方法学评价】此法为蛲虫卵和带绦虫卵常用检查方法，操作简便，其检出率远高于其他粪便检查方法。

【注意事项】

（1）检查通常在清晨起床后，排便前、洗澡前进行。

（2）如胶纸与载玻片之间有较多气泡时，可揭起胶纸，滴加少量生理盐水将胶纸平铺后再镜检。

（二）棉签拭子法（Cotton swab method）

【原理】蛲虫雌虫成虫在人体肛周及会阴部皮肤上产卵，带绦虫孕节从肛门排出或主动逸出时节片破裂，虫卵黏附于肛周皮肤上，可用棉签拭子法检获虫卵。

【器材与试剂】生理盐水、清水、棉签、离心管、吸管、载玻片、盖玻片、离心机、光学显微镜。

【操作方法】

（1）将棉签用生理盐水沾湿，挤去多余的盐水，在受检者肛周和会阴部皮肤擦拭，将棉签放入盛有清水的离心管中，充分搅动，取出棉签。

（2）1500 r/min 离心 2 min 后倒去上清液，吸取沉渣镜检。

（3）也可将擦拭肛周的棉签放入盛有饱和盐水的试管或青霉素小瓶中，充分搅动，使虫卵落入盐水中，迅速提起棉签后按饱和盐水浮聚法操作进行检查。

【方法学评价】此法和透明胶纸法为蛲虫卵和带绦虫卵常用检查方法，其检出率远高于其他粪便检查方法。

【注意事项】

（1）检查通常在清晨起床后，排便前、洗澡前进行。

（2）如为阴性，应连续检查 2～3 天，查 4～6 张玻片均为阴性，才可确诊无虫体感染。

（3）对绦虫卵的检查用漂浮法效果不及用沉淀法好。

（三）蛲虫成虫检查

【原理】蛲虫雌虫常在夜间爬出宿主肛门产卵，可在肛周检出。

【器材与试剂】透明胶纸、生理盐水、镊子、70％乙醇溶液、试管、小玻璃瓶、载玻片、手电筒、离心机、光学显微镜。

【操作方法】患者熟睡后 1 h，将其肛门暴露，用手电筒照明，仔细观察肛周，如发现白色小点，用透明胶纸黏附后贴于载玻片上镜检。也可用镊子夹取放入生理盐水试管中，蛲虫可产卵于此，再将此虫转入有 70％乙醇溶液的小瓶中，虫体被固定后镜下观察虫体，作进一步鉴定。也可在次日将生理盐水试管离心去沉渣镜检虫卵，此法检获的虫卵更有助于虫种鉴定。

【方法学评价】此法适用于检查蛲虫雌虫成虫，有助于疾病诊断。

【注意事项】要充分暴露肛门周围，仔细观察。

三、血液、骨髓内病原学检验技术

（一）血液检查

1. 血膜染色法

【原理】疟原虫、丝虫、利什曼原虫、弓形虫等病原体可寄生于血液中，通过采血、制片及染色后，可在显微镜下查找虫体。

【器材与试剂】

（1）75％乙醇棉球、干棉球、采血针、载玻片、推片、甲醇、蒸馏水、pH 7.0～7.2 磷酸盐缓冲液、蜡笔、光学显微镜。

（2）吉姆萨染液配制　吉姆萨染剂（粉）1 g，甘油 50 mL，甲醇 50 mL。将吉姆萨染剂（粉）置于研钵中，加少量甘油充分研磨，边加甘油边研磨，直至全部甘油用完，倒入棕色瓶中。然后分几次用少量甲醇冲洗研钵体内的甘油染剂（粉），倒入棕色瓶中直至全部甲醇用完，塞紧瓶口充分摇匀，置于 65 ℃温箱中 24 h 或室温下阴暗处 1 周后过滤，即为原液。

（3）瑞氏染液配制　瑞氏染剂（粉）0.1～0.5 g，甘油 3 mL，甲醇 97 mL。将瑞氏染剂（粉）加入甘油中充分研磨，然后加少量甲醇，研磨后倒入瓶内，然后再分几次用甲醇冲洗研钵体内的甘油溶液，倒入瓶中直至全部甲醇用完。充分摇匀，24 h 后过滤待用。

【操作方法】

（1）采血　从患者耳垂或指尖（左手无名指为宜）取血，婴儿可从足部取血。用 75％乙醇棉球消毒采血部位皮肤，待干后用左手拇指和食指捏住采血部位，右手持针迅速刺入皮肤 1～2 mm 深，待血液流出，若无血液流出，可轻轻挤压，并立即制作涂片，采血完后用干棉球轻压伤口止血。

临床上，现症患者一般可随时采血。典型发作的间日疟和三日疟患者，宜在发作后数小时至十余小时采血，此时疟原虫发育至环状体乃至大滋养体，虫体大，疟色素已形成，受染红细胞也出现变化，有利于疟原虫检出；恶性疟在发作初期采血可见大量环状体，1 周后可见配子体。丝虫微丝蚴具有夜现周期性，应在晚 9 时至次晨 2 时之间采血；但罗阿丝虫、常现丝虫、欧氏丝虫应在白昼取血，且夏季检出的微丝蚴较冬季多。

（2）制片

①薄血膜制作　在载玻片 1/3 与 2/3 交界处蘸血一小滴（约 2 μL），将推片一端置于血滴前，并与载玻片成 30°～45°夹角，待血滴沿推片边缘向两侧展开后，将血液自右向左推成薄血膜。理想的薄血膜要求红细胞均匀分布，无裂痕且血膜末端呈舌形（图 2-2-5(a)至图 2-2-5(d)）。

②厚血膜制作　在载玻片另一端 1/3 处蘸血一大滴（约 3 μL），用推片的一角将血滴自内向外作旋转涂片，使之成为直径 0.8～1 cm 的均匀圆形血膜（图 2-2-5(e)至图 2-2-5(g)）。厚血膜为多层血细胞的重叠，约等于 20 倍薄血膜的厚度。血膜太厚容易脱落，太薄达不到浓集虫体的作用。待血片充分晾干后，滴加蒸馏水进行溶血，待血膜呈现灰白色时，将水倒去晾干。检查微丝蚴时需取血 2～3 滴，使血膜直径为 2 cm。

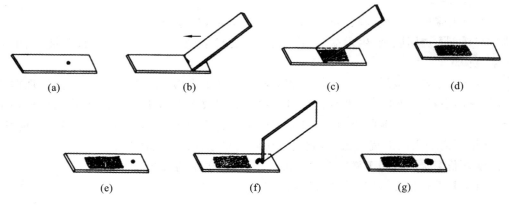

（a）　　　　（b）　　　　（c）　　　　（d）

（e）　　　　（f）　　　　（g）

图 2-2-5　薄、厚血膜制作

（3）染色

①瑞氏染色法（wright stain）　充分晾干血片，用蜡笔画线确定染色范围，以防滴加染液外溢。滴加瑞氏染液，使其布满血膜，然后滴加等量缓冲液，轻摇载玻片，使之与染液混匀，很快液面可出现灿烂铜色浮膜，经 3～5 min 染色后，用缓冲液或蒸馏水从玻片一端冲洗，晾干后镜检。

瑞氏染色后血液中各组分颜色：红细胞浅褐色、微红色或暗黄色；白细胞核亮蓝色，胞质浅蓝色；嗜酸性颗粒亮红色；嗜碱性颗粒淡紫色或粉紫色。疟原虫胞质浅蓝色、核红色，瑞氏染色时，薛氏小点和红细胞的其他内容物一般不着色或着色很淡。其他血液寄生虫如弓形虫、锥虫、利什曼原虫，其核和胞质的染色特征与疟原虫相似。微丝蚴鞘膜用瑞氏染色时不一定能着色，其核可能染成浅蓝色或深蓝色。

②吉姆萨染色法(giemsa stain) 取吉姆萨染液原液,用 pH 7.0~7.2 磷酸盐缓冲液稀释 10~20 倍。用甲醇固定后晾干,划出染色范围。滴加稀释的吉姆萨染液,布满血膜(如大批染片,可置于染色缸内),20~30 min 后用缓冲液冲洗,晾干后镜检。稀释的染液宜现配现用,否则易产生沉淀,影响染色效果。

吉姆萨染色后血液中各组分颜色:红细胞淡红色;白细胞核紫色,胞质淡紫色;嗜酸性颗粒亮紫红色;嗜碱性颗粒深粉紫色。疟原虫胞质蓝色,核呈红色至紫色,薛氏小点和其他内容物染成红色。其他血液寄生虫如弓形虫,锥虫,利什曼原虫,其核和胞质的染色特征与疟原虫相似。微丝蚴鞘膜用吉姆萨染色不一定能着色,其核可能染成蓝色至紫色。

快速吉姆萨染色法:吉姆萨染液 1 mL,加缓冲液 5 mL,如前法染色 5 min 后用缓冲液冲洗,晾干后镜检。

(4)血膜的显微镜检查

①血膜的正确检查 薄血膜首先用低倍镜浏览全片,微丝蚴很少情况下大量存在,一张血片上往往只有几个虫体,常在薄血膜的边缘或末端;原虫应在油镜下检查。如在厚血膜中发现可疑物,在薄血膜上检查视野应超过 300 个。厚血膜中央血细胞密度最大,用低倍镜寻找微丝蚴较容易;观察原虫时厚血膜一般要求检查 100 个油镜视野。

②血膜中易混淆的形态 镜检过程中如遇到与疟原虫类似的形态,应注意区别。如单个血小板黏附于红细胞上,易误认为环状体或发育中的滋养体;成堆的血小板易误认为成熟裂殖体。血小板中央呈紫红色颗粒状结构,周边部着色浅,但不如疟原虫紫红色胞核和浅蓝色胞质分得清楚。此外还有染液颗粒以及偶有细菌,真菌,尘粒,白细胞碎片重叠于红细胞上,很像环状体或滋养体,但这些类似物多呈一种颜色,如调节细螺旋,可看到它们与红细胞不在同一水平面上。厚血膜溶血后,红细胞轮廓已消失,疟原虫皱缩变形,虫体比薄血膜中的略小。有的疟原虫胞质着色深,胞核模糊不清,初学者较难识别。

【方法学评价】此法是检查疟原虫,丝虫,利什曼原虫,弓形虫等病原体的基本方法,也是诊断疟疾和丝虫病的常用方法。薄血膜法取血量少,涂面大,疟原虫分散,但虫体形态结构清晰,适宜于虫种鉴别;厚血膜法取血量大,红细胞较集中,在疟原虫数量较少时便于发现,但制片时血细胞相互堆积挤压,使疟原虫皱缩变形,需要技术人员有一定实践经验。厚血膜染色法不仅可避免丝虫病漏诊,还可鉴别虫种和定量计数微丝蚴。

【注意事项】

(1)制备血膜时,涂片应在采血后 1 h 内完成,超过 1 h,虽然虫体形态仍很好,但血细胞内有些结构如薛氏小点可能见不到了。

(2)制作血膜时要求:玻片要洁净,无油脂;血量适中;推片速度均匀,以防出现血膜过厚,过薄或出现条状横纹。

(3)血膜在干燥过程中,应避免灰尘或被苍蝇舐吸,勿与水接触,以防溶血。

(4)血片必须充分晾干后才可固定,否则染色时容易脱落。

(5)染液放置时间越久,染色效果越好,因此可提前 1~2 周配制。

(6)冲洗血膜时切勿倾去染液再冲洗玻片,以免染料颗粒沉着在血膜上,影响镜检。

(7)当厚,薄血膜在同一张片时,应先检查厚血膜。发现虫体,如鉴定有困难,可再仔细观察薄血膜,以节省时间。

2. 鲜血滴法

【原理】丝虫微丝蚴具有夜现周期性,夜晚可出现于外周血液中,可在夜间采血查找微丝蚴。

【器材与试剂】采血针,生理盐水,载玻片,盖玻片,75%乙醇棉球。

【操作方法】用 75%乙醇棉球消毒耳垂或手指,待干后用左手拇指和食指捏住采血部位,右手持针迅速刺入皮肤 1~2 mm 深,取一大滴血于载玻片上的生理盐水中,加盖玻片立即镜检,观察活

NOTE

动的微丝蚴。采血时间宜在晚 9 时至次晨 2 时。

【方法学评价】此法可用于检查血液中微丝蚴,方便快捷,但不能鉴定虫种,适用于门诊使用,但因血量少,阳性检出率低。

【注意事项】发现活动的微丝蚴仍需做染色检查以确定虫种。

3. 离心浓集法

【原理】血液离心后可使虫体浓集,提高检出率。

【器材与试剂】注射器、离心管、枸橼酸钠、蒸馏水、75％乙醇棉球、载玻片、盖玻片。

【操作方法】

(1) 用 75％乙醇棉球消毒局部皮肤,用注射器静脉采血 1～3 mL,注入含有 0.1 mL 5％枸橼酸钠溶液的离心管中,摇匀。

(2) 加 9 倍量蒸馏水溶血,待红细胞溶血后以 3000 r/min 离心 2 min。

(3) 倒去上清液,加水再离心,取沉渣镜检。

(4) 或在离心管内加蒸馏水半管,加入血液 10～12 滴,再加生理盐水混匀,离心沉淀 3 min,取沉渣镜检。

【方法学评价】此法适用于检查血液中微丝蚴,血液离心可使虫体浓集,提高了检出率。

【注意事项】发现活动的微丝蚴仍需做染色检查以确定虫种。

(二) 骨髓检查(骨髓穿刺检查法)

【原理】利什曼原虫无鞭毛体寄生于人体巨噬细胞,弓形虫滋养体、克氏锥虫无鞭毛体寄生于巨噬细胞或其他组织细胞,在骨髓穿刺物中可查到病原体。

【器材与试剂】17～20 号无菌穿刺针、2 mL 注射器、75％乙醇棉球、载玻片、盖玻片、甲醇、瑞氏染液或吉姆萨染液。

【操作方法】

(1) 嘱患者侧卧,暴露髂骨部位,选髂前上棘后 1 cm 处作为穿刺点。

(2) 消毒患者局部皮肤,根据患者年龄选用 17～20 号无菌穿刺针,刺入皮下。

(3) 当针尖触及骨面时,再缓缓垂直刺入骨内 0.5～1 cm,当针尖阻力感突然消失时,拔出针芯,接 2 mL 干燥注射器。

(4) 抽取少许骨髓液,涂片,甲醇固定,吉姆萨或瑞氏染色(同薄血膜染色法),油镜检查。

【方法学评价】此法主要用于检查利什曼原虫无鞭毛体,也可查到弓形虫滋养体、克氏锥虫无鞭毛体。

【注意事项】

(1) 骨髓液抽取后应立即涂片、固定、染色镜检。

(2) 涂片必须自然干燥,不可加温或日晒促使干燥,否则染色时易脱落。

四、其他分泌物、排泄物及抽取物的病原学检查技术

(一) 痰液检查

1. 直接涂片法

【原理】寄生虫寄生于肺组织,病原体可随痰液排出,将痰液涂成薄膜,借助显微镜可观察到病原体。

【器材与试剂】载玻片、盖玻片、生理盐水、洁净容器、竹签、光学显微镜。

【操作方法】

(1) 嘱患者晨起后,用力咳出气管深处的痰液送检,勿混入唾液,放在洁净容器内送检。

(2) 在载玻片上滴加 1～2 滴生理盐水,用竹签挑取少许带脓血的痰液涂成薄膜,加盖玻片镜检。

【方法学评价】此法适用于检查肺吸虫卵或溶组织内阿米巴大滋养体。

【注意事项】

（1）若痰液过于黏稠不易咳出，可让患者吸入水蒸气数分钟，以助咳出痰液。

（2）如镜下未见肺吸虫卵，但发现较多的嗜酸性粒细胞和夏科-莱登晶体，仍提示有感染肺吸虫的可能，应做多次检查或改用浓集法提高检出率。

（3）如检查阿米巴大滋养体，应取新鲜痰液快速涂片，注意玻片保温，在镜下观察有无伪足做阿米巴运动，须与白细胞和巨噬细胞相区别。

2. 消化沉淀法（浓集法）

【原理】寄生虫寄生于肺组织，病原体可随痰液排出，将痰液消化离心可起到浓集病原体的作用。

【器材与试剂】载玻片、盖玻片、10% NaOH 溶液、生理盐水、洁净玻璃杯、离心管、吸管、温箱、光学显微镜。

【操作方法】

（1）嘱患者留取清晨或 24 h 痰液于洁净玻璃杯中送检。

（2）加等量 10% NaOH 溶液，充分搅拌后，置于 37 ℃温箱内 2～3 h。

（3）将消化后痰液分装于离心管内，1500 r/min 离心 5～10 min，弃去上清液，吸取沉渣，涂片镜检。

【方法学评价】此法适用于检查肺吸虫卵、细粒棘球蚴原头节、蛔蚴、钩蚴、粪类圆线虫幼虫、尘螨、粉尘螨及其虫卵，检出率较高。

【注意事项】浓集法不适用于原虫滋养体的检查。

（二）尿液检查（离心沉淀法）

【原理】寄生虫可从尿液中排出，将尿液离心后检测沉渣，借助显微镜观察病原体。

【器材与试剂】载玻片、盖玻片、乙醚、吸管、离心管、离心机、光学显微镜。

【操作方法】

（1）取尿液 3～5 mL，置于离心管内，1500～2000 r/min 离心 3～5 min，弃去上清液，吸取沉渣涂片镜检。

（2）如为乳糜尿，应先加等量乙醚，用力振摇使脂肪溶于乙醚，吸去上面的脂肪层，加水稀释 10 倍后再离心，吸取沉渣涂片镜检。

【方法学评价】此法主要用于检查班氏微丝蚴和阴道毛滴虫，有时也可用于检查埃及血吸虫卵、肾膨结线虫卵或成虫。

【注意事项】如尿液中蛋白质含量很高，可先加抗凝剂，再加水稀释后离心。

（三）阴道分泌物检查

1. 生理盐水直接涂片法

【原理】阴道毛滴虫可寄生于女性阴道，将阴道分泌物涂于生理盐水中，借助显微镜可观察滋养体运动。

【器材与试剂】生理盐水、载玻片、盖玻片、无菌棉签、光学显微镜。

【操作方法】

（1）用无菌棉签从受检者阴道后穹隆、子宫颈及阴道壁上拭取分泌物。

（2）在滴有生理盐水的载玻片上涂成混悬液，覆以盖玻片镜检。

【方法学评价】此法适用于检查阴道毛滴虫。

【注意事项】冬季检查，要注意保温，以保持阴道毛滴虫活动能力，便于与其他细胞相区别。

2. 涂片染色法

【原理】阴道毛滴虫可寄生于女性阴道，将阴道分泌物涂片染色后，在显微镜下观察其内部结构。

【器材与试剂】生理盐水、载玻片、盖玻片、无菌棉签、甲醇、吉姆萨或瑞氏染液、光学显微镜。

NOTE

【操作方法】取阴道分泌物做生理盐水涂片,晾干后,甲醇固定,染色镜检。

【方法学评价】此法适用于检查阴道毛滴虫。

【注意事项】冬季检查,要注意保温,以保持阴道毛滴虫活动能力,便于与其他细胞相区别。

(四) 十二指肠液及胆汁检查

1. 直接涂片法

【原理】十二指肠引流液通常是指十二指肠液(D 液)、胆总管液(A 液)、胆囊液(B 液)、肝胆管液(C 液)的总称,对肝胆系统寄生虫病有诊断意义的是呈深黄绿色的胆囊液(B 液),将分泌物涂片,借助显微镜观察病原体。

【器材与试剂】十二指肠导管、洁净容器、载玻片、盖玻片、吸管、光学显微镜。

【操作方法】

(1) 用十二指肠导管插入十二指肠,抽取十二指肠液,按抽获液体的先后依次分装在四个容器内。

(2) 将各部分十二指肠引流液分别滴在载玻片上,加盖玻片后直接镜检。

【方法学评价】此法适用于检查蓝氏贾第鞭毛虫滋养体、肝吸虫卵、肝片形吸虫卵、姜片虫卵等,一般在临床症状可疑而粪检阴性时采用,检出率较高。

【注意事项】十二指肠液含胰蛋白酶,它可以破坏虫体形态,因此标本采集后应立即检查,不能立即送检时,可用甲醛固定虫体。

2. 离心沉淀法

【原理】十二指肠引流液通常是指十二指肠液(D 液)、胆总管液(A 液)、胆囊液(B 液)、肝胆管液(C 液)的总称,对肝胆系统寄生虫病有诊断意义的是呈深黄绿色的胆囊液(B 液),将分泌物稀释离心取沉渣涂片,借助显微镜观察病原体。

【器材与试剂】十二指肠导管、洁净容器、生理盐水、离心管、载玻片、盖玻片、吸管、离心机、光学显微镜。

【操作方法】

(1) 用十二指肠导管插入十二指肠,抽取十二指肠液,按抽获液体的先后依次分装在 4 个容器内。

(2) 将引流液加适量生理盐水稀释后,分装在离心管内,2000 r/min 离心 5~10 min,弃去上清液,吸取沉渣涂片镜检。

【方法学评价】此法适用于检查蓝氏贾第鞭毛虫滋养体、肝吸虫卵、肝片形吸虫卵、姜片虫卵等,一般在临床症状可疑而粪检阴性时采用,检出率较高。

【注意事项】

(1) 十二指肠液含胰蛋白酶,它可以破坏虫体形态,因此标本采集后应立即检查,不能立即送检时,可用甲醛固定虫体。

(2) 如引流液过于黏稠,可先加 10% NaOH 溶液消化后再离心。

3. 肠检胶囊法

【原理】装有尼龙线的胶囊被受检者吞入后溶解,3~4 h 到达十二指肠和空肠,尼龙线释出、松开伸展,蓝氏贾第鞭毛虫滋养体可黏附于尼龙线上,可将线上附着物涂片,借助显微镜观察病原体。

【器材与试剂】装有尼龙线的胶囊、生理盐水、载玻片、盖玻片、光学显微镜。

【操作方法】

(1) 让受检者吞入一粒装有尼龙线的胶囊,尼龙线的游离端留于口外。

(2) 3~4 h 后,轻轻将尼龙线抽出,刮取其附着物做生理盐水涂片镜检。

【方法学评价】此法主要适用于检查蓝氏贾第鞭毛虫滋养体,是一种较特异的方法。

【注意事项】操作应细心,避免感染。

（五）脑脊液检查（离心沉淀法）

【原理】肺吸虫、日本血吸虫可异位寄生于脑组织并产卵,细粒棘球绦虫棘球蚴、粪类圆线虫幼虫、溶组织内阿米巴滋养体、弓形虫滋养体、广州管圆线虫幼虫、致病性自生生活阿米巴均可在脑组织中寄生,因此可从脑脊液中查找病原体。

【器材与试剂】甲醇、吉姆萨或瑞氏染液、离心管、离心机、载玻片、盖玻片、吸管、光学显微镜。

【操作方法】取离心管 2 mL,置于离心管中,以 2000 r/min 的转速离心 5 min,取沉渣涂片镜检。

【方法学评价】此法适用于检查寄生于脑组织的寄生虫,但由于寄生虫在脑脊液中数量甚少,故病原体检查阴性不等于无该种寄生虫感染。

【注意事项】

（1）如检查阿米巴滋养体,不可使用离心沉淀法（因此法影响其伪足活动）,可自然沉淀后吸取沉渣镜检。

（2）弓形虫和致病性自生生活阿米巴的检查均需做涂片,用甲醇固定,进行吉姆萨或瑞氏染色后检查。

五、活组织内病原学检查技术

（一）皮肤及皮下组织检查

1. 皮下结节或包块检查

【原理】多种蠕虫的成虫或幼虫在人体组织形成结节或包块,通过手术方法可将包块取出并剥出虫体。

【器材与试剂】外科手术器械、载玻片、盖玻片、光学显微镜。

【操作方法】无菌条件下,手术取出结节或包块,检获虫体,剥去虫体外的纤维被膜,直接观察。必要时可制作压片、切片,固定、染色后镜检。

【方法学评价】此法适用于检查囊尾蚴、曼氏裂头蚴、吸虫成虫或幼虫、丝虫成虫或微丝蚴等。

2. 皮肤结节穿刺检查

【原理】利什曼原虫无鞭毛体寄生于人体巨噬细胞,可引起皮肤结节,结节组织内可查到无鞭毛体。

【器材与试剂】75％乙醇棉球、无菌注射器、载玻片、盖玻片、甲醇,吉姆萨或瑞氏染液、光学显微镜。

【操作方法】选择有明显病变的皮肤结节,消毒后,用注射器刺入结节中央,抽取少许组织液,涂片、固定、染色后镜检。

【方法学评价】此法适用于检查利什曼原虫无鞭毛体。

【注意事项】涂片必须自然干燥,不可加温或日晒促使干燥,否则染色时易脱落。

3. 疥螨检查

1）针挑法

【原理】疥螨寄生于皮肤表皮角质层中,雌螨可挖掘与体表平行的隧道并在其中产卵、发育。用双目解剖镜可发现隧道及虫点,用针挑破隧道表皮可发现疥螨。

【器材与试剂】消毒针头、载玻片、盖玻片、甘油或 10％ KOH 溶液、光学显微镜。

【操作方法】

（1）用消毒针头挑破患者皮肤上的丘疹或疱疹。

（2）用双目解剖镜观察皮损部位,发现隧道口后,从此处挑开隧道,直至尽端,挑出疥螨。

（3）将疥螨置载玻片上,加 1 滴甘油或 10％ KOH 溶液,盖上盖玻片镜检。

【方法学评价】此法适用于检查疥螨及其虫卵,检出率高,阳性率高于刮片法,隧道发现率为100％,隧道内疥螨检出率为 92.51％～97.65％。

【注意事项】

（1）针头和皮肤要消毒，以防感染。

（2）皮疹好发于皮肤薄嫩部位，应选取此处采集标本，提高检出率。

2）刮片法

【原理】疥螨寄生于皮肤表皮角质层中，其排泄物、分泌物及死亡虫体的裂解物可引起超敏反应，出现丘疹、水疱等皮损。用刀片刮取皮损处，在刮出物中可查到病原体。

【器材与试剂】刀片、载玻片、盖玻片、矿物油、生理盐水、光学显微镜。

【操作方法】在皮损处滴加矿物油，用刀片轻刮，将刮出物做涂片，滴加生理盐水后镜检。镜下发现的常是幼虫、偶有虫卵及虫粪。

【方法学评价】此法适用于检查疥螨及其虫卵，检出率高。

【注意事项】选取的皮损部位应是新发、未经挠抓的丘疹。

4. 蠕形螨检查

1）挤压涂片法

【原理】蠕形螨寄生于人体毛囊和皮脂腺内，从其分泌物中可发现蠕形螨。

【器材与试剂】载玻片、盖玻片、70％甘油水溶液、75％乙醇、痤疮压迫器、无菌棉签、镊子、光学显微镜。

【操作方法】

用经乙醇消毒的痤疮压迫器，从鼻沟或鼻尖向脸颊用力刮拭，将刮拭物置于载玻片上。加1滴甘油使之透明，用镊子轻压，均匀摊开，覆以盖玻片镜检。

【方法学评价】此法适用于检查蠕形螨，检出率高。

【注意事项】刮拭时要注意力度，不可用力过猛，也不可太轻。

2）透明胶纸粘贴法

【原理】蠕形螨寄生于人体毛囊和皮脂腺内，夜间体温降低时可从毛囊和皮脂腺爬出，在体表爬行，用胶带纸粘贴于面部皮肤可粘到蠕形螨。

【器材与试剂】载玻片、液状石蜡、透明胶纸、镊子、光学显微镜。

【操作方法】

（1）睡前洗净面部，将5 cm长的透明胶纸粘贴于额、鼻翼等部位。

（2）次日起床轻轻揭下，贴于载玻片上镜检。

【方法学评价】此法适用于检查蠕形螨，检出率为90％，简便易行，无痛苦，可用于普查。

【注意事项】

（1）检查前要彻底清洁皮肤。

（2）如胶纸下气泡较多，可揭开后加一滴液状石蜡再粘贴于玻片上镜检。

（二）淋巴结检查（骨髓穿刺检查法）

【原理】利什曼原虫无鞭毛体寄生于人体巨噬细胞，弓形虫滋养体、克氏锥虫无鞭毛体寄生于人体巨噬细胞或其他组织细胞，引起淋巴结肿大，可对淋巴结进行穿刺，抽取组织液查找虫体。

【器材与试剂】75％乙醇棉球、带有6号针头注射器、载玻片、盖玻片、甲醇、吉姆萨或瑞氏染液、光学显微镜。

【操作方法】

（1）局部皮肤消毒后，用左手拇指和食指捏住肿大淋巴结，右手将注射器刺入淋巴结，抽取少许组织液。

（2）将组织液滴于载玻片上，涂片染色镜检。

【方法学评价】此法适用于检查利什曼原虫无鞭毛体、弓形虫滋养体、克氏锥虫无鞭毛体，检出率低于骨髓穿刺检查法，但方法简便安全。

【注意事项】穿刺部位常选腹股沟、颈部、肱骨上滑车等处肿大的淋巴结。

NOTE

（三）肌肉检查

1. 囊尾蚴检查

【原理】囊尾蚴寄生于肌肉组织形成肿块，可从肌肉组织肿块中查找病原体。

【器材与试剂】外科手术器械、载玻片、盖玻片、解剖镜或光学显微镜。

【操作方法】用外科手术法摘取肌肉组织内肿块，剥去外膜，放在两张载玻片间压平，直接用解剖镜或光学显微镜检查。必要时可固定、染色、脱水透明后封片检查鉴定。

【方法学评价】此法适用于检查囊尾蚴。

2. 旋毛虫幼虫检查

【原理】旋毛虫幼虫在肌肉组织中形成囊包，可通过手术方法摘取肌肉组织，经压片、切片观察其结构鉴别虫体；胃液可将肌肉组织和囊包完全消化，旋毛虫幼虫可抵抗胃液的消化依然存活，因此可从消化后的沉渣中查找虫体。

【器材与试剂】

（1）外科手术器械、50％甘油乙醇、载玻片、盖玻片、温箱、光学显微镜。

（2）胃蛋白酶消化液配制：胃蛋白酶粉 10 g（活性 3000∶1），浓盐酸 10 mL，蒸馏水 990 mL。

【操作方法】

（1）压片法　用外科手术从患者疼痛的肌肉组织（通常为腓肠肌或肱二头肌）摘取米粒大小的组织，置于载玻片上，滴加 50％甘油乙醇 1 滴，盖上另一张载玻片，均匀压紧，低倍镜下观察。

（2）人工消化沉淀法　将肌肉组织剪碎，加入 1％胃蛋白酶消化液（20 mg/L），置于 37 ℃温箱内，每 0.5～1 h 搅动一次，10～18 h 后弃去上清液，取沉淀镜检。

【方法学评价】此法适用于检查旋毛虫幼虫，但受取材局限，检出率不高，轻度感染或早期感染不易检出，人工消化沉淀法检出率较压片法高。

【注意事项】

（1）取下的肌肉需立即检查，否则幼虫会变得模糊，不易观察。

（2）实验中用过的玻片、剪刀等需煮沸处理，防止污染。

（四）直肠黏膜检查

【原理】慢性及晚期日本血吸虫病患者肠壁组织增厚，虫卵排出受阻，沉积在黏膜内，可从直肠黏膜中查找虫卵。

【器材与试剂】载玻片、直肠镜、光学显微镜。

【操作方法】从病变部位钳取肠黏膜，水洗后置两张载玻片之间压薄，镜检虫卵。

肠黏膜内活卵、近期变性卵和远期变性卵的区别：未染色情况下，活卵呈椭圆形，淡黄色，卵壳薄而边缘整齐，胚膜清楚，卵内含毛蚴或卵黄细胞及胚细胞；近期变性卵轮廓清楚，呈黄色，卵壳薄或不均匀，卵内有浅灰色或黑色小点，或折光不均匀的颗粒，或萎缩的毛蚴；远期变性卵（钙化卵）呈灰褐色或黄褐色，卵壳厚而不均匀，胚膜不清楚，卵内毛蚴成团块状，卵黄细胞和胚细胞分解成大量碎片或颗粒。如有活卵或近期变性卵，表明受检者体内有寄生虫；若是远期变性卵或钙化卵，则提示受检者曾经有过血吸虫感染。

【方法学评价】此法适用于检查慢性及晚期日本血吸虫病患者肠黏膜中的虫卵，此法有一定危险性，不适于大规模应用。

【注意事项】

（1）此法有一定损伤，检查前应询问患者有无出血史并测定出血时间和凝血时间。

（2）有严重痔疮、肛裂和极度虚弱者不宜做此项检查。

六、动物接种法

（一）刚地弓形虫

【原理】小鼠感染弓形虫后表现为急性感染，腹腔感染 3 天后即可死亡，腹腔液内含有大量弓形虫滋养体。将可疑患者体液接种到小鼠腹腔后检查腹腔液即可明确诊断。

【器材与试剂】可疑患者体液、无菌注射器、75％乙醇棉球、手术剪、研钵、生理盐水、甲醇、吉姆萨染液、载玻片、光学显微镜。

【操作方法】

（1）取患者体液 0.5～1 mL，用无菌注射器注入体重 18～25 g 的小鼠。

（2）1 周后向腹腔内注入 1～2 mL 生理盐水，抽出腹腔液涂片检查或离心后取沉渣涂片镜检。若为阴性，再取小鼠的肝、脾、脑组织研磨成匀浆，按 1∶10 加生理盐水稀释，进行第二代接种，若仍为阴性还需传代第三次方可明确诊断。

病鼠腹腔液抽取方法：在其腹部做一切口，用镊子夹取腹部的皮肤和腹膜，用 1 mL 注射器吸取 1 mL 生理盐水，迅速注入腹腔，轻揉腹壁，使腹腔液和生理盐水混匀，再抽出腹腔液检查。

【方法学评价】该法检出率高，是最敏感的病原学检测方法，但操作复杂，耗时长，未列为临床常用检测方法，是科学研究中获得较多病原体的常用方法。

【注意事项】为避免实验室机会感染，操作应小心。

（二）杜氏利什曼原虫

【原理】杜氏利什曼原虫无鞭毛体在田鼠的肝、脾、骨髓等器官的巨噬细胞中可大量繁殖，将患者骨髓、淋巴结穿刺液或皮肤组织液注射于田鼠腹腔内，3～4 周后，从田鼠的肝、脾、骨髓中查找无鞭毛体。

【器材与试剂】可疑患者骨髓、淋巴结穿刺液或皮肤组织液，无菌注射器、75％乙醇棉球、生理盐水、甲醇、吉姆萨染液、载玻片、光学显微镜。

【操作方法】

（1）将患者骨髓、淋巴结穿刺液或皮肤组织液加 0.5 mL 生理盐水稀释，取 0.5～1 mL 稀释液注入田鼠腹腔。

（2）3～4 周后处死田鼠，取肝、脾剪开，用剖面直接涂片，固定后染色镜检。若无虫体，可连续传代 2～3 次以明确诊断。

【方法学评价】此法是诊断黑热病非常有价值的方法。

（三）旋毛形线虫

【原理】旋毛形线虫幼虫囊包感染小鼠后，可在其肌肉组织中形成幼虫囊包。将患者的骨骼肌饲喂小鼠，4 周后可观察小鼠肌组织中是否有囊包形成进而可作出诊断。

【器材与试剂】肌组织、手术剪、人工消化液、载玻片、光学显微镜。

【操作方法】

（1）将可疑患者的肌组织或其就餐点获得的剩余肉 15 g 左右，剪成米粒大小的颗粒，直接饲喂小鼠，或将肉粒拌在饲料中让其自行取食。

（2）5 周后取小鼠骨骼肌或膈肌，在两张载玻片间压薄镜检，或用人工消化液消化后，离心，取沉淀检查。若无虫体，可连续传代 2～3 次以明确诊断。

【方法学评价】此法可辅助诊断旋毛形线虫病，如取患者骨骼肌做实验，由于有创伤，所以一般患者难以依从。

七、人工培养法

（一）溶组织内阿米巴体外培养

【原理】溶组织内阿米巴在适合其生长繁殖的培养基中可大量繁殖，可通过观察培养基中有无虫体生长来诊断疾病。

【器材与试剂】

（1）营养琼脂双向培养基

①固相部分　牛肉浸膏 3 g，蛋白胨 5 g，琼脂 15 g，NaCl 8 g，蒸馏水 1000 mL。

②液相部分 NaCl 8 g, KCl 0.2 g, $CaCl_2$ 0.2 g, $MgCl_2$ 0.01 g, Na_2HPO_4 2 g, KH_2PO_4 2 g, 蒸馏水 1000 mL。

配制液相部分, 将 KCl 和 $CaCl_2$ 各加少许蒸馏水分别另装小瓶, 高压灭菌(103.4 kPa, 20 min), 冷却后再合并在一起。固相部分各成分经沸水浴 2~3 h 完全溶解后(如有残渣, 需经 4 层纱布过滤除渣), 趁热将滤液分装试管, 每管 5 mL, 加棉塞, 高压灭菌后斜置成斜面, 冷却后放入 4 ℃冰箱备用。接种前每管加液相部分 4.5 mL, 已灭活的小牛血清 0.5 mL, 米粉 20 mg(180 ℃烤箱消毒 3 次), 青霉素 1000 U/mL, 链霉素 1000 U/mL。

(2)洛克液鸡蛋血清培养基的制备 成分:洛克液(NaCl 9 g, KCl 0.4 g, $CaCl_2$ 0.2 g, $NaHCO_3$ 0.2 g, 葡萄糖 2.5 g, 蒸馏水 1000 mL) 70 mL, 鸡蛋 4 个, 灭活马血清(每管 0.5 mL), 米粉(每管 20 mg)。先配制洛克液, 高压灭菌(55.1 kPa, 15 min)。取鸡蛋用肥皂水刷洗, 再用 70% 乙醇抹洗, 破壳装入有 70 mL 洛克液的烧瓶内, 加玻璃珠充分振摇, 分装至消毒试管内, 每管约 5 mL, 斜置并加热至 70 ℃约 1 h 后使之凝固成斜面, 翌日再高压消毒 20 min。接种前每管加洛克液 4.5 mL, 马血清 0.5 mL, 无菌米粉 20 mg, 青霉素 1000 U/mL, 链霉素 1000 U/mL。

(3)温箱、试管、吸管、载玻片、盖玻片、光学显微镜。

【操作方法】

(1)取稀便(在有脓血、黏液处采集)0.5 mL, 成形便则取黄豆大小, 接种至试管内并与培养液混匀;或将粪便自然沉淀后, 取沉淀物 0.5 mL 接种于试管内。

(2)将试管置 37 ℃温箱中培养, 分别在 24、48、72 h 后取培养液中的混浊部分涂片镜检。

【方法学评价】此法适用于检查溶组织内阿米巴滋养体, 比直接涂片法更敏感, 对亚急性和慢性病例检出率高, 但所需时间长, 一般不作为常规检查。

（二）阴道毛滴虫培养

【原理】阴道毛滴虫在适合其生长繁殖的培养基中可大量繁殖, 将可疑标本接种后观察培养基中有无虫体生长来诊断疾病。

【器材与试剂】

(1)肝浸液培养基制备 成分:兔肝 15 g, 蛋白胨 2 g, 氯化钠 0.5 g, 半胱氨酸盐酸盐 0.2 g, 麦芽糖 1 g, 蒸馏水 1000 mL。将兔肝剪碎, 加蒸馏水 1000 mL 混匀, 在冰箱中冷浸 48 h, 每天振摇。将冷浸液加热煮沸 30 min, 4 层纱布过滤, 补足蒸发的水分, 再过滤, 得到清凉的肝浸液。在肝浸液中加入上述其他成分, 待完全溶解后调整 pH 至 5.7。分装试管, 每管 8 mL, 加棉塞。高压灭菌(55.1 kPa, 20 min), 4 ℃冰箱储存备用。临用时每管加入灭活了的小牛血清 5 mL, 青霉素 5 U/mL, 链霉素 5 U/mL。

(2)温箱、吸管、载玻片、盖玻片、光学显微镜。

【操作方法】

(1)将阴道分泌物或离心沉淀的尿液沉渣接种肝浸液培养基中。

(2)将培养基置 37 ℃温箱中培养, 24~48 h 后吸取培养基内沉渣涂片镜检, 检查有无原虫生长。如无原虫生长, 则继续培养至 96 h。

【方法学评价】此法是检查阴道毛滴虫最敏感的诊断方法, 阳性率可达 95%。

【注意事项】

(1)操作必须保持无菌。

(2)培养 96 h 后仍没有虫体生长时才可报阴性。

（三）杜氏利什曼原虫培养

【原理】杜氏利什曼原虫无鞭毛体在培养基中可发育成前鞭毛体并增殖, 将可疑标本接种后, 观察培养基中有无虫体前鞭毛体生长来明确诊断。

【器材与试剂】

(1) NNN 培养基制备　成分:琼脂 14 g,氯化钠 6 g,蒸馏水 900 mL。将以上成分煮沸溶解后,分装试管,每管 6 mL,用棉塞塞紧,高压灭菌(103.4 kPa,20 min),置冰箱内储存。用时置热水浴,加热至 4 ℃使其溶化,每管加 2 mL 无菌去纤维蛋白兔血,充分摇动,使其混匀,斜置冷却呈斜面。4 ℃直立试管,使培养基斜面底部有冷凝水,快速冷却可增加冷凝量。置 37 ℃温箱内培养 24 h,检查无菌后即可使用。

(2) 温箱、吸管、洛克液、载玻片、盖玻片、吉姆萨染液、光学显微镜。

【操作方法】

(1) 取患者骨髓、淋巴结穿刺液,与 0.2 mL 洛克液充分混合,接种于培养基内,用无菌胶塞将管口塞紧。

(2) 将培养基置 22～28 ℃温箱中培养,10～20 天后吸取试管底部混合液,涂片染色镜检。

【方法学评价】此法适用于检查杜氏利什曼原虫,较直接涂片法更敏感,但所需时间较长。

【注意事项】

(1) 操作必须保持无菌,否则影响前鞭毛体生长。

(2) 培养 1 个月后仍未见前鞭毛体才可报阴性。

(赵莉平)

第三节　免疫学检验技术

在寄生虫病免疫诊断中,一般采用检测抗体的方法,由于 IgG 抗体在患者中可保留较长的时间,仅抗体的检测较难确诊现症患者和进行治疗效果的观察,通常结合对寄生虫抗原、短程抗体进行检测,甚至通过 IgG 抗体亲和力试验、患者治疗前后抗体水平动态变化的观察,借以帮助诊断寄生虫病和考核寄生虫病的治疗效果。目前主要采用的免疫学检测方法有如下几种。

一、皮内试验(intradermal test,IDT)

【原理】皮内试验:利用宿主的速发型变态反应,将特异抗原液注入皮内,观察皮丘及红晕反应以判断有无特异抗体的存在。一般用上臂外侧皮肤为受试区,令患者侧坐,暴露全臂以 75% 乙醇消毒皮肤,用结核菌素注射器及针体长 1 cm 左右的 26 或 27 号皮内针头抽取试液。实验室应对各种抗原的效价有一个基本了解,掌握适当的测试浓度,防止不良反应或意外,有一些效价特别强的抗原物质,如蛔虫浸液等,应特别留意。

【器材与试剂】75% 乙醇棉球、1 mL 结核菌素注射器(4 号针头)、生理盐水、刻度尺、计时器。

【操作方法】

以日本血吸虫病为例,具体实验步骤如下。

(1) 在受试者手腕后 5 cm 处用 75% 乙醇棉球消毒,用 1 mL 结核菌素注射器(4 号针头)将皮试抗原液 0.03 mL 注入皮内。用生理盐水在对侧臂作对照观察。

(2) 15 min 后测量丘疹直径。

【结果判读】注射抗原后,丘疹直径至 0.8 cm 以上者为阳性反应;丘疹 0.8 cm 以下为阴性反应。若注射抗原 20 h 后才出现反应者为延迟反应,出现延迟反应者,可作为疑似血吸虫感染,需进一步检查。

【方法学评价】

(1) 皮内试验用于肺吸虫病、血吸虫病等多种寄生虫病的检测,在流行区多用于大规模人群过筛、检出新感染以及考核防治工作效果。

（2）本试验操作简单，并可即时观察结果，适宜现场应用。

（3）皮内试验有一定的早期诊断价值，可作为过筛方法，阳性者需再做进一步动态观察。

（4）由于患者治愈多年仍呈阳性反应，故此法无疗效评估价值。

【注意事项】皮试抗原大多采用可溶性血吸虫卵抗原（稀释度为1∶4000）或成虫冷浸抗原（稀释度为1∶8000），敏感性高，其阳性检出率分别达到93％和97％，但与其他寄生虫病交叉反应率高。

二、间接血凝试验（indirect haemagglutination test, IHA）

【原理】IHA是一种以红细胞（RBC）为载体的抗原抗体凝集反应。间接血凝试验以绵羊或人（"O"型）红细胞作免疫反应的载体，经醛化、鞣化的红细胞可用于免疫吸附，然后用纯化抗原或虫卵可溶性粗抗原致敏经醛化、鞣化的绵羊红细胞或"O"型人红细胞制成抗原试剂，被抗原致敏的红细胞可与被检血清中相应抗体发生凝集反应（图2-3-1）。

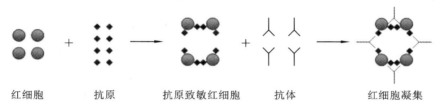

红细胞　　　抗原　　　抗原致敏红细胞　　　抗体　　　红细胞凝集

图 2-3-1　间接血凝试验示意图

【器材与试剂】水浴箱、V形（或U形）微量血凝板、鞣酸、0.15 mol/L pH 7.2的磷酸盐缓冲液（PBS）、0.15 mol/L pH 6.4的PBS、1％兔血清的10％蔗糖缓冲液、1‰叠氮钠、生理盐水等。

【操作方法】

1. 红细胞致敏

（1）取醛化红细胞，用0.15 mol/L，pH 7.2 PBS洗涤2次，并用PBS配成2.5％悬液。

（2）加等量1∶20000鞣酸溶液，37 ℃孵育20 min，不断振动，进行鞣化。由于鞣酸不同批号，质量相差较大，所以实验前需预试，测定其适宜浓度。

（3）离心去上清液，PBS洗1次，再用0.15 mol/L pH 6.4 PBS将鞣化的红细胞配成10％悬液。

（4）每份悬液加等量适当稀释抗原液，置于37 ℃水浴箱孵育30 min，每隔5 min振动一次，离心去上清液，pH 7.2 PBS洗2次，再用含1％正常兔血清的10％蔗糖缓冲液配成5％细胞悬液。加1‰叠氮钠防腐，4 ℃冰箱或冻干备用，每批致敏红细胞均需用已知阳性和阴性血清滴定，以确定其灵敏度和特异性。阳性滴度在640以上，阴性血清不出现反应者可用。

2. 微量血凝试验

在V形（或U形）微量血凝板上将被试血清用生理盐水做倍比稀释，每孔含稀释血清0.025 mL，加0.025 mL致敏红细胞悬液，充分振荡摇匀，室温静置1 h，观察结果。

【结果判读】红细胞凝集者为阳性反应。根据红细胞在孔底的沉积类型而确定阳性反应强度。血清1∶10稀释出现阳性反应可初步诊断为血吸虫病。

（1）"－"：红细胞沉于管底，呈圆点形，外周光滑。

（2）"±"：红细胞沉于管底，周围不光滑或中心有白色小点。

（3）"＋"：红细胞沉积范围很小，呈较明显的环形圆。

（4）"＋＋"：红细胞沉积范围较小，其中可出现淡环形圆。

（5）"＋＋＋"：红细胞布满管底，呈毛玻璃状。

（6）"＋＋＋＋"：红细胞呈边缘卷曲或片状凝集。

显阳性反应（"＋"）的最高稀释度为该血清的滴度或效价。

NOTE

【方法学评价】

（1）IHA 操作简便、敏感性高，是一种适用于现场流行病学调查及综合筛查方法。

（2）与粪便检查的阳性符合率可达 92％以上，但正常人有 2％～5％的假阳性，与并殖吸虫病有较高的交叉反应。

（3）先后在多种寄生虫感染（如血吸虫、疟原虫、猪囊虫、旋毛虫、肺吸虫、阿米巴、弓形虫、肝吸虫等）诊断中应用，具有早期诊断价值，适用于血吸虫病普查过筛或流行病学调查。

【注意事项】

（1）该法不能定量检测抗体及其亚类，抗原制备程序复杂，存在批间差异。

（2）抗原的标准化和操作方法的规范化是需要尽快解决的问题；目前有商品化试剂盒，但容易发生非特异凝集反应。

（3）实验时应设置阳性和阴性对照。

三、间接荧光抗体试验（indirect fluorescent antibody method，IFA）

【原理】将抗原与未标记的特异性抗体（如患者血清）结合，然后与荧光标记的抗免疫球蛋白抗体（抗抗体）反应，通过间接检测荧光反应的有无来判断相应抗体是否存在（图 2-3-2）。

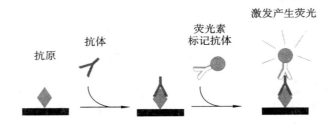

图 2-3-2　间接荧光抗体试验示意图

【器材与试剂】0.01 mol/L pH 7.2 PBS、分析纯无荧光甘油、pH 8.0 碳酸缓冲液、荧光标记抗人球蛋白抗体、0.1％伊文思蓝液、搪瓷桶、有盖搪瓷盒、荧光显微镜、盖玻片、玻片架、记号笔、蜡笔、滤纸、37 ℃温箱等。

【操作方法】

（1）抗原标本：用记号笔或蜡笔将各个抗原位点画圈隔离。

（2）在每个抗原位点滴加已稀释的血清样本，使样本液充满抗原位点圈，置湿盒中 37 ℃孵育 30 min。

（3）用 0.01 mol/L，pH 7.2 PBS 洗 2 次，每次 5 min，吹干。

（4）在抗原位点滴加经 pH 7.2 PBS 适当稀释的特异性荧光抗体，使完全覆盖抗原膜，置湿盒中 37 ℃孵育 30 min。

（5）用上述（3）所列方法进行洗涤后，用 0.1％伊文思蓝液复染 10 min，以 PBS 冲洗 0.5～1 min，风干。

（6）用 pH 8.0 碳酸缓冲液（或磷酸缓冲液）甘油封片，加盖片镜检。

【结果判读】

（1）出现符合被检物形态结构的黄绿色清晰荧光发光体，而阴性对照不可见者为阳性反应。

（2）根据荧光亮度及被检物形态轮廓的清晰度，根据反应强度，分为 5 级：－、±、＋、＋＋、＋＋＋。"＋"以上的荧光强度定为阳性。

【方法学评价】

（1）该法具有较高的重复性、特异性和敏感性，只需制备一种荧光抗体就可以测出多种抗原，操作简便，已广泛应用于寄生虫病的血清流行病学调查。

（2）主要应用于血吸虫病、肺吸虫病、疟疾、肝吸虫病、丝虫病、弓形虫病及包虫病的血清学诊断。

【注意事项】

（1）荧光染色后一般在 1 h 内完成观察,或于 4 ℃保存 4 h,时间过长,会使荧光减弱。

（2）每次试验时,需设置以下三种对照:

①阳性对照:阳性血清＋荧光标记物。

②阴性对照:阴性血清＋荧光标记物。

③荧光标记物对照:PBS＋荧光标记物。

（3）已知抗原标本片需在操作的各个步骤中,始终保持湿润,避免干燥。

（4）所滴加的待检抗体标本或荧光标记物,应始终保持在已知抗原标本片上,避免因放置不平使液体流失,从而造成非特异性荧光染色。

四、对流免疫电泳试验(counter immunoelectrophoresis test,CIE)

【原理】在 pH 8.6 的琼脂凝胶中,一般抗原蛋白质常带较强的负电荷,分子较小,泳动快,向正极泳动;抗体球蛋白只带微弱的负电荷,而且其分子较大,泳动慢,受电渗作用的影响也大,往往不能抵抗电渗作用,在电泳时,向负极泳动。如将抗体置阳极、抗原置阴极,电泳时,两种成分相对泳动,一定时间后抗原和抗体将在两孔之间相遇,并在比例适当的地方形成肉眼可见沉淀线。这样由于电泳作用,不仅帮助抗体定向移动,加速反应的出现,而且也限制了琼脂扩散时,抗原抗体向四周自由扩散,从而提高了敏感性,CIE 比琼脂扩散法的灵敏度要高 10～20 倍,而且反应时间短,可用于各种蛋白质的定性和半定量测定。

【器材与试剂】抗原,抗体,琼脂,巴比妥缓冲液,生理盐水,电泳仪,离心机,打孔器,微量进样器,电泳装置。

【操作方法】

（1）制琼脂板　以 pH 8.6 离子强度 0.05 巴比妥缓冲液配成 1％～1.5％琼脂凝胶板,厚度 2～3 mm。

（2）打孔　琼脂冷却后打孔,打成对的小孔数列,孔径 0.3～0.6 cm,孔距 0.4～1.0 cm;挑去孔内琼脂,封底。

（3）加样　一对孔中,一孔加已知(或待测)抗原,另一孔加待测(或已知)抗体。

（4）电泳　将抗原孔置于负极端,电压 2.5～6 V/cm,或电流强度 3～5 mA/cm,电泳时间 30～90 min。

【结果判读】

（1）断电后,将玻板置于灯光下,衬以黑色背景观察。阳性者则在抗原抗体孔之间形成一条清楚致密的白色沉淀线。

（2）如沉淀线不清晰,可把琼脂板放在湿盒中 37 ℃数小时或置电泳槽过夜再观察。

【方法学评价】近年来本法也进行了系列改进,有采用酶或放射标记的反应配体,如酶标记抗原对流免疫电泳(ELA CIE)、放射对流免疫电泳自显影术(RCIEA)等。以克服电泳技术本身不够灵敏的弱点,国内在血吸虫病、肺吸虫病免疫诊断已获良好结果。国外报道应用于阿米巴病、锥虫病、棘球蚴病、旋毛蚴病、血吸虫病等血清学诊断。

【注意事项】

（1）抗原抗体浓度的比例:当抗原抗体比例不适合时,均不能出现明显可见的沉淀线;除了应用高效价的血清外,每份待测样品均可做几个不同的稀释度来进行检查。

（2）特异性对照鉴定:为了排除假阳性反应,可在待检抗原孔的邻近并列一阳性抗原孔,若待检样品中的抗原与抗体所形成的沉淀线和阳性抗原抗体沉淀线完全融合时,则待检样品中所含的抗原为特异性抗原。

（3）适当的电渗作用在对流免疫电泳中是必要的。当琼脂质量差时,电渗作用太大,而使血清

NOTE

中的其他蛋白质成分也泳向负极,造成非特异性反应。在某些情况,琼脂糖由于缺乏电渗作用而不能用于对流免疫电泳。

(4)当抗原、抗体在同一介质中带同样电荷时,电泳时两者向着一个方向泳动,故不能用对流免疫电泳来检查。

五、酶联免疫吸附试验(enzyme-linked immunosorbent assay,ELISA)

【原理】酶联免疫吸附试验,是用酶标记的抗体进行的抗原抗体反应。它将抗原抗体反应的特异性与酶催化作用的高效性相结合,通过酶作用于底物后显色来判定结果,并可根据显色深浅反映被检抗原或抗体的量。采用酶标测定仪测定吸光度以反映抗原含量。其基本方法是将已知的抗原或抗体吸附在固相载体(聚苯乙烯反应板)表面,使抗原抗体反应在固相表面进行,用洗涤法将液相中的游离成分洗掉。标记的酶有辣根过氧化物酶(horseradish perox-idase,HRP)、碱性磷酸酶(alkaline phosphatase,ALP)等。酶联免疫吸附试验适用于测定可溶性抗原或抗体。根据检测要求,试验可分多种类型,常用试验类型有如下几种:用于检测抗体的间接法;检验 IgM 的双夹心法;检测抗原的双抗体夹心法;以固相抗体检测抗原的竞争法及竞争抑制法。

以华支睾吸虫抗体检测(间接酶联免疫吸附试验)为例(图 2-3-3),其具体检测原理和流程如下。

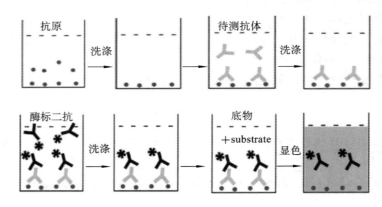

图 2-3-3 间接酶联免疫吸附试验示意图

该试验采用对人血清中华支睾吸虫抗体具有高度特异性的基因工程重组抗原包被反应板,加入待测样本和抗人-IgG-HRP,形成"抗原-抗体-抗人抗体-HRP"复合物。洗板后加入 TMB 底物,复合物上连接的 HRP 催化底物生成蓝色物质,加入终止液后变成黄色,在 450 nm 波长处有特异吸收峰,通过峰值高低对人血清中的华支睾吸虫抗体进行定性检测。

【器材与试剂】酶标仪,包被有华支睾吸虫抗原的酶标板,阴性对照,阳性对照,样品稀释液(含0.9%氯化钠的生理盐水),酶标记物(HRP 标记抗体于含有蛋白质稳定剂和抗菌剂的缓冲液中),浓缩洗液(25×)(含有 Tween-20 和抗菌剂的缓冲液),底物 A 液(主要成分为过氧化脲),底物 B 液(主要成分为 TMB),终止液,滤纸,孵育箱,封片。

【操作方法】

(1)试剂准备

①试剂平衡:取出试剂平衡至室温。

②配制洗液:将浓缩洗液用纯化水做 1:25 稀释。

(2)加样:分别在相应孔中加入待测样品或阴、阳性对照 10 μL(阳性对照设 2 个复孔),然后每孔加入 100 μL 样品稀释液。

(3)温育:用封片封板,振荡混匀后置 37 ℃孵育 30 min。

(4)洗涤:用洗液冲洗 4 次,拍干。

(5)加酶:每孔加入酶标记物 100 μL。

（6）温育：用封片封板后置 37 ℃孵育 30 min。

（7）洗涤：用洗液冲洗 6 次,拍干。

（8）显色：每孔加入底物 A、B 液各 50 μL（竖直滴入 1 滴于孔内）,振荡混匀,37 ℃避光显色 10 min。

（9）测定：每孔加入 50 μL 终止液（竖直滴入 1 滴于孔内）,轻拍混匀。设定酶标仪波长于 450 nm 处,测定各孔吸光度。

【结果判读】用分光光度计测定吸光度判定结果。

Cutoff 计算：Cutoff＝阴性对照吸光度×2.1。

阳性判定：样品吸光度≥Cutoff 者判为阳性。

阴性判定：样品吸光度＜Cutoff 者判为阴性。

每个反应板上应采用阴性、阳性对照进行质量控制,其中阴性对照吸光度小于 0.15,阳性对照复孔吸光度差异应小于 0.15 且吸光度大于 1.0;重复样本的测定结果应相差在 15% 以内。如不能满足上述条件,则此反应板的试验结果无效,需重新进行试验。

阳性结果需经华支睾吸虫病诊断金标准镜检虫卵复核确认,阴性结果并不能排除感染的可能,尤其出现疲乏、上腹部不适、食欲不振、厌油腻、腹痛、腹泻、肝区隐痛等消化系统症状时,需结合有无驱虫治疗史等进行综合判断。

【方法学评价】

（1）ELISA 为高灵敏检测技术,可检测抗体、抗原或特异性免疫复合物,在寄生虫感染的研究和诊断领域乃至血清流行病学均被广泛应用,如疟疾、血吸虫病、肺吸虫病、弓形虫病、阿米巴病、黑热病、包虫病和肝吸虫病等。

（2）该法所用试剂的制备、运输、保存和处理方便,方法简便、快速。

（3）感染初期,特异性抗体未产生或滴度低于检出限,可能导致阴性结果,如怀疑患者感染,应在一段时间内进行复查,以确定是否有初次感染的血清转化。

（4）免疫功能受损或接受免疫抑制治疗的患者,如人类免疫缺陷病原体（HIV）感染患者或器官抑制后接受免疫抑制治疗的患者,其血清学抗体检测的参考价值有限,可能会导致错误的医学解释。

【注意事项】

（1）需严格按照说明书操作。

（2）不同批号的试剂盒不能混用。

（3）本试剂盒与待检样本使用前必须平衡至室温,整个实验过程应尽量在干净无尘的环境下进行。

（4）洗液使用前需 25 倍稀释,若洗液出现结晶,可置 37 ℃使之溶解。

（5）洗板机在每天使用时应进行校正注液量和残留量,注意管道是否通畅。洗涤时,确认每孔中洗液都注满微孔。每次洗涤后都需在无尘吸水纸上拍干微孔中的液滴。

（6）本试剂盒中所有试剂应置于 2～8 ℃保存,以产品检验合格出厂日期起有效期为 12 个月。板条若未能一次用完,剩余板条用塑料袋封口后密封保存。

（7）试剂盒开启使用后,应在 14 天内用完。

（8）如阴性、阳性对照测定值不在预期范围内,则该次实验无效,应重复实验。

（9）为了避免样本中任何潜在的生物危险,检测样本应视为具有传染性物质,避免接触到皮肤和黏膜上。

（10）此试剂盒仅用于体外诊断。

六、免疫酶染色试验（immunoenzymic staining test,IEST）

【原理】免疫酶染色试验,是以含寄生虫病原体的组织切片,印片或培养物涂片用作抗原进行过氧化物酶特异免疫染色后，在光镜下检测样本中的特异性抗体，在蠕虫和原虫感染中均有多种应用。

【器材与试剂】抗原组织切片或原虫纯培养涂片，H_2O_2，PBS，Tris 缓冲液(pH 7.6)，兔或羊血清，湿盒，37 ℃培养箱，兔或羊抗人过氧化物酶结合物，联苯胺(DAB)底物溶液(饱和联苯胺液加等量 pH 7.6 硼酸缓冲液，用前按 9：1 体积加入 0.1‰ H_2O_2 液)，显微镜。

【操作方法】

(1) 抗原组织进行冰冻(5～10 μm)或石蜡连续切片(4～8 μm)排列于载玻片上，经丙酮固定储存于 －20 ℃备用。原虫纯培养亦可制成分隔涂片，方法均同荧光染色法抗原制片。

(2) 将抗原片在稀释的 H_2O_2 溶液浸泡 15 min，去除可能存在于组织中的内源性过氧化物酶。

(3) 用 PBS 冲洗后，用 Tris 缓冲液(pH 7.6)10 倍稀释的正常兔或羊血清培育 10 min，迅速以 PBS 洗涤后加检测样本(单个或系列稀释度)，置湿盒 37 ℃培育 30 min。

(4) PBS 洗涤 3 次，每次 5 min，加兔或羊抗人过氧化物酶结合物，结合物中可加入所用抗原组织片供体动物血清 1/25～1/3 体积，用以阻断可能交叉反应，降低背景色度。

(5) 抗原片以 PBS 洗涤 3 次后加联苯胺(DAB)底物溶液(饱和联苯胺液加等量 pH 7.6 硼酸缓冲液，用前按 9：1 体积加入 0.1‰ H_2O_2 液)，室温显色 10～15 min 后在光镜下观察反应结果。

【结果判读】"－"：组织内抗原部位不呈现棕红色。"＋"：组织内抗原部位(如血吸虫肝卵切片中的虫卵)呈现棕红色。"＋＋"：局部呈现清晰的棕红色。"＋＋＋"：呈现非常清晰的棕红色。

【方法学评价】

(1) 该法简单，节省抗原，判断结果不需要特殊仪器，适合于现场应用。

(2) IEST 可用作辅助诊断以考核疗效，可用于血清流行病学调查及疫情监测。目前主要应用于血吸虫病、丝虫病及囊虫病诊断，也可用来诊断华支睾吸虫病、肺吸虫病、包虫病和弓形虫病。

(3) IEST 的原理与 COPT(血吸虫感染环沉淀试验)相似，但前者应用切片虫卵代替了 COPT 的整个干卵，前法反应快速(1.5～2 h)而后法较缓慢(48～72 h)。因此，IEST 弥补了 COPT 诊断时漏检和结果慢的缺陷。

【注意事项】

(1) 涂片后，为了防止玻片上的标本面反置和号码混乱，应在玻片标本面用铅笔标识。

(2) 滴加酶染色试剂时，玻片应沥干，并且各试剂滴加的量不宜过多，以防溢出。

(3) 孵育时，温箱内需放一水槽或将玻片置湿盒内孵育，防止酶染色试剂蒸发或干燥。

七、酶联免疫斑点试验(enzyme-linked immunospot assay，ELISPOT)

【原理】酶联免疫斑点试验，原理与 ELISA 类似，是将标记过氧化物酶的单抗包被于 NC 膜上，加入样品，其中的待检抗原与 NC 膜上的酶标抗体结合，在底物的作用下显色，通过显色程度来定性或者定量。ELISPOT 是新发展的一种 ELISA 技术，选用对蛋白质有很强吸附能力的硝酸纤维素薄膜作固相载体，底物经酶促反应后形成有色沉淀物使薄膜着色，然后目测或用分光光度计定量。ELISPOT 可用来检测抗体，也可用来检测抗原，由于该法检测抗原时操作较其他免疫学试验简便，故目前多用于抗原检测(图 2-3-4)。

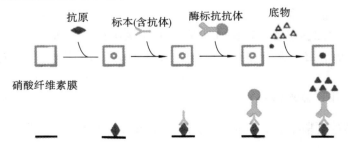

图 2-3-4 酶联免疫斑点试验示意图

【器材与试剂】待检血清,硝酸纤维素膜(NC),温育箱,BSA-PBS,摇床,McAb 酶标记物,底物 3,3′-二氨基联苯胺或 4-氯-1-乙萘酚。

【操作方法】将待检血清按 1:(1～20)稀释,用微量加样器将 1 μL 血清点滴于 NC 上,置于 70 ℃温育 1 h,将 NC 膜浸于 1% BSA-PBS 中,室温摇荡 1 h,洗涤 2 次,加 1:1000 稀释的 McAb 酶标记物,室温摇荡 2 h,洗涤 3 次后,加底物 3,3′-二氨基联苯胺或 4-氯-1-乙萘酚,15 min 后,流水终止反应,以目视法判断结果。

【结果判读】凡显示棕色斑点者为阳性,否则为阴性。以产生棕色斑点反应的最高稀释度为抗原滴度。

【方法学评价】

(1) 该法简易,快速,适合于现场应用,有广阔的应用前景。

(2) 现有的资料初步证明此法具有诊断价值和监测治疗效果功能,国内已用于血吸虫病、疟疾、丝虫病、棘球蚴病的诊断。

(3) 斑点 ELISA 能检测出血清中 0.055 ng/mL 微丝蚴抗原,而双抗体夹心 ELISA 仅能测出 10 ng/mL 以上抗原;并且前者不需要特殊的设备,适用于在丝虫病流行区应用。

(4) 临床上可用单克隆抗体-抗原斑点试验(McAb-AsT)检测血清抗原诊断黑热病,效果较为满意,方法上进一步简化,加样以原浓度血清反应,效果最佳。

(5) 国外还用于旋毛虫病、丝虫病、弓形虫病以及肺孢子虫病的血清学诊断方法。

【注意事项】

(1) 操作显色液时最好戴上手套。

(2) 为了防止边缘影响,最好在 96 孔板外面包裹锡箔膜,直到显色结束。

(3) 加样本和试剂时加样枪头千万不能碰触 NC 膜,以防止损坏 NC 膜。

(4) 检测抗体和酶最好现配现用,为保证结果的准确性,建议做双复孔或三复孔。

(5) 实验结束后,不要在高于 37 ℃的温度下干燥,否则 NC 膜可能会破裂。

八、免疫印迹试验(western blotting,WB)

【原理】将不同来源的抗原材料进行十二烷基硫酸钠-聚丙烯酰胺凝胶电泳(SDS-PAGE),将胶中抗原转移到硝酸纤维(NC)薄膜上,再与被测血清进行反应,通过标记的第二抗体证明被测血清中存在相应抗体并识别膜上的特异性抗原,借此作出诊断。免疫印迹试验是一项高敏感和高特异的诊断方法,近年已应用于检测寄生虫感染宿主体液内针对某分子量抗原的相应循环抗体成分或谱型。已应用于包虫病、并殖吸虫病和血吸虫病等的诊断。

【器材与试剂】日本血吸虫新鲜成虫,丙烯酰胺,SDS,Tris-HCl,β-巯基乙醇 ddH$_2$O,甘氨酸,Tris,甲醇,PBS,NaCl,KCl,Na$_2$HPO$_4$,KH$_2$PO$_4$,电泳仪,电泳槽,离心机,离心管,硝酸纤维素膜,匀浆器,剪刀,移液枪,刮棒,搪瓷盘,氨基黑(也可用考马斯亮蓝染或银染),底物溶液(TBS 50 mL + 0.3%萘酚甲醇液 3 mL + 30% H$_2$O$_2$ 10 μL)。

【操作方法】(以血吸虫为例)

(1) 样本分离

①取日本血吸虫新鲜成虫按 5～10 对/1.5 mL 比例加样本缓冲液,匀浆,置沸水浴 2 min,离心(10000 g,30 min),取上清液备用。

②上述成虫抗原样本进行单梳 SDS-PAGE 电泳分离。左侧梳孔加标准分子量蛋白质,梳孔右侧样槽加抗原液,电压控制在 160～180 V 之间。

(2) 电泳转印

①从电泳板中取出已完成电泳的凝胶片浸泡于盛有转印缓冲液(TB)的搪瓷盘内。

②在 TB 内组成转印夹心板层　取相应大小的 NC 薄膜,缓慢浸泡在 TB 中,将凝胶片与薄膜光面紧贴。两面各放置浸湿滤纸两层及海绵垫(厚 0.5～1 cm)一层,做好方位标记,最后夹于二层

NOTE

有孔塑料衬板之间,绝对避免各层之间留有气泡。

③将 TB 倒入转印槽中,然后插入转印板,使凝胶片位于阴极侧,NC 薄膜位于阳极侧。

④置转印槽于 4 ℃冰箱内,通电转印数小时或过夜,电流控制在 250 mA。

(3) 探针检测

①取出转印好的 NC 薄膜,水平地放入猝灭剂中,室温摇动 1 h 以封闭未吸附蛋白质的区域,然后用洗涤缓冲液洗 2～3 次,每次 30 min 以去除变性剂,使蛋白质的天然状态和生物学特性得以恢复。

②平置 NC 薄膜于浸有 Tris-缓冲盐水(TBS)的滤纸上,用刀片将薄膜按电泳方向分割为宽约0.5 cm 的直条,用铅笔做好上端标记。

③取其中一个细条,并同标准蛋白质条带一起作氨基黑染色(也可用考马斯亮蓝染或银染)测试分离效果并确定分子量位置。其余细条晾干后置 4 ℃作为印迹试验备用(抗原活性可保持 3 个月以上)。

(4) 印迹试验

①置上述抗原条于分格反应板的反应槽内,正面向上,每槽一条,预先用 0.05% TBS-Tween液浸湿(TBS-T)。

②被检血清用 TBS-T 液稀释(常用 1∶150),加入反应槽中,以浸没膜条为限。通常需 0.5～1.5 mL,相当于 10 μL 血样量。

③室温(20～25 ℃)振荡 60 min,以后用 TBS-T 洗 6 次,每次 3 min。

④加已稀释的羊抗人酶结合物,温育 1.5 h,洗涤方法同上。

⑤加入新鲜配制的底物溶液(TBS 50 mL ＋ 0.3%萘酚甲醇液 3 mL ＋ 30% H_2O_2 10 μL)。

⑥15 min 后用蒸馏水冲洗数次以终止反应,薄膜条取出置玻板自然干燥。

【结果判读】阳性反应可见蓝黑色(4-氯-1-萘酚底物)条带。

【方法学评价】

(1) 免疫印迹法可用作鉴定寄生虫抗原的特定组分蛋白质及诊断寄生虫病的方法,在国外已成功地用于艾滋病的常规诊断,并且在疟原虫、弓形虫、血吸虫、肺吸虫、包虫等的研究分析方面有很多报道。

(2) 国内用于检测包虫病患者的血清抗体也获良好结果,初步应用于血吸虫感染现场调查,用上述抗原及操作程序可检测出特异的抗肠相关 31/32 kDa 诊断蛋白抗体的条带,具有较好的特异性和敏感性。

(3) 批量制备抗原分离的薄膜条带,有可能成为适用于现场查病的特异性诊断试剂盒,是一项具有诊断潜能的新技术。

【注意事项】

(1) 一抗、二抗的稀释度、作用时间和温度对不同的蛋白质要经过预实验确定最佳条件。

(2) 显色液必须新鲜配制使用,最后加入 H_2O_2。

九、免疫胶体金技术(immune colloidal gold technique,GICT)

【原理】免疫胶体金技术是以胶体金作为示踪标志物应用于抗原抗体的一种新型的免疫标记技术。胶体金是由氯金酸($HAuCl_4$)在还原剂如白磷、抗坏血酸、枸橼酸钠、鞣酸等作用下,聚合成为特定大小的金颗粒,并由于静电作用成为一种稳定的胶体状态,称为胶体金。胶体金在弱碱环境下带负电荷,可与蛋白质分子的正电荷基团形成牢固的结合体,由于这种结合体是静电结合,所以不影响蛋白质的生物特性。胶体金除了与蛋白质结合以外,还可以与许多其他生物大分子结合,如SPA、PHA、ConA 等。根据胶体金的一些物理性状,如高电子密度、颗粒大小、形状及颜色反应,加上结合物的免疫和生物学特性,因而使胶体金广泛地应用于免疫学、组织学、病理学和细胞生物学等领域。

NOTE

【器材与试剂】免疫胶体金试纸条。

【操作方法】采用 NC 为固相载体,以亲和层析原理为基础,采用胶体金技术将处理过的制剂吸附在试纸条上,检测被检血清中的相应抗体,若抗原、抗体相对应,则发生高特异的免疫亲和反应,免疫复合物被截留集聚在一定区域(检测带)。检测时把检测端浸入被检者的血清或血浆中 30 s 取出,3～5 min 内判定结果。若受检样品中含有旋毛虫抗体,则在试纸条的反应区出现两条玫瑰红色反应带,判定为阳性;若样品中无相应抗体,试纸条上只出现位于上方的一条反应带,则为阴性(图 2-3-5)。

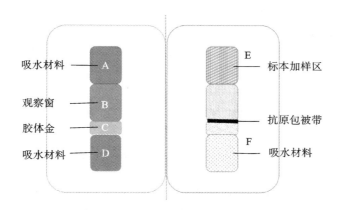

图 2-3-5　免疫胶体金试验示意图

【结果判读】通过胶体金而得到肉眼直观的显色带,可判定检测结果。

【方法学评价】

(1) 快速免疫层析法最早用于妊娠试验,检测尿中的 HCG 以诊断妇女是否妊娠,近年来还用于传染病(如疟疾)抗体检测。

(2) 国内有报道将旋毛虫抗原包被在层析材料中,制成胶体金诊断试纸条(一步快诊试纸法),检测旋毛虫病患者及动物,经 ELISA 确认旋毛虫阳性的 100 份人血清,再用此法检测,阳性率达 96%。

(3) 检测 5 头已知感染旋毛虫猪、5 只免疫兔和 5 只免疫豚鼠的血清样本,阳性反应 100%。经 ELISA 确认旋毛虫阴性的 100 份人血清,再用此法检测,阴性率达 98%。

(4) 检测 106 份日本血吸虫、阿米巴病患者等血清,存在 1.89% 的交叉反应。

(5) 该方法可直接检测受检者的血清或血浆,不需特殊仪器设备,具有较高的敏感性和特异性,3～5 min 即可得出检测结果,方法简便、快捷,可适用于人畜旋毛虫病的诊断和流行病学调查,特别适用于生猪的肉品卫生检验。

【注意事项】

(1) 按照试剂说明书操作进行。

(2) 注意胶体金试纸条的保存,防潮,防氧化。

十、化学发光和电化学发光技术

目前很多仪器厂家研发出化学发光法或电化学发光法来检测某一类寄生虫 IgM、IgG 抗体。下面以弓形虫为例,具体检测原理及流程如下。

(一) 化学发光技术(chemiluminescence immunoassay,CLIA)

【原理】SIEMENS 弓形虫 IgG 抗体检测。

弓形虫 IgG 抗体化学发光法是一种固相、酶标记、顺序化学发光性的免疫检测方法。固相试剂(珠)上包被灭活、部分纯化弓形虫抗原(小鼠腹膜的 RH 系速殖子)。液相试剂中包括两种试剂:①蛋白质缓冲液;②碱性磷酸酶(小牛肠)标记的单克隆小鼠抗人 IgG 抗体。在第 1 循环中,机载稀

NOTE

释的患者样本(1∶20 的比例稀释)、蛋白质缓冲液与包被的珠共同孵育 30 min。在此过程中,样本中弓形虫特异性的 IgG 抗体与珠上的弓形虫抗原结合。通过离心冲洗的方式,去除未结合的患者样本和试剂。在第 2 循环中,碱性磷酸酶标记的单克隆小鼠抗人 IgG 抗体添加到原始反应管中,再孵育 30 min。酶标记物与固定的 IgG 结合,形成抗体三明治样复合物。通过离心冲洗的方式去除未结合的酶标记物。最后,向含有珠的检测单元中加入化学发光性物质,所检测到的信号与结合的酶成正比。

【器材与试剂】SIEMENS 化学发光仪、配套试剂和校准品。

【操作方法】按厂家仪器和试剂说明书进行操作。

【结果判读】SIEMENS 弓形虫 IgG 检测方法采用世界卫生组织第 3 份抗弓形虫血清的国际标准品进行标准化设定。采用受试者操作特征曲线(ROC),根据代表性的阳性和阴性样本(经 ELISA 方法确认),确定检测方法的界限值。

阳性:检测结果大于等于 8 IU/mL 显示曾经感染过弓形虫。

阴性:检测结果小于 6.5 IU/mL 时,认定样本为"阴性"。检测结果小于 6.5 IU/mL,仅报告为"阴性",不需要提供具体数值浓度。

不确定:检测结果达到 6.5 IU/mL,但是小于 8 IU/mL 时,认定样本为"不确定"。

检测结果超过 250 IU/mL 的样本,则在检测时按照 1∶21 稀释后检测。

检测到弓形虫的 IgG 抗体,表示以前感染过弓形虫,单份样本可用于判定受试者免疫状态。

"不确定"表示不能判定样本中弓形虫 IgG 抗体的水平,需要再次检测。样本仍然判定为"不确定",则需要采用其他检测方法进行检测,或如果可能,采集第二份患者样本(在合理的期间内,例如 2~4 周后)。

【方法学评价】

(1)判定检测结果时需要同时考虑患者的病史、临床症状和体征以及其他实验室检查结果。

(2)单份样本中存在 IgG 抗体,并不足以区分急性感染和以前感染。

(3)疑似为原发、急性感染患者,必须检测是否存在弓形虫的 IgM 抗体。

(4)确定血清转换从阴性至阳性的变化过程,应该在急性感染后的 2~4 周、非阳性样本中、感染的恢复期,再次采集样本。应该存储急性期的样本,与恢复期的样本共同进行检测。

(5)患者在急性感染弓形虫的最初阶段可能不能检测到 IgG 抗体。

(6)在 HIV 患者、接受免疫抑制治疗的患者、其他疾病导致免疫抑制的患者中,在判定弓形虫的检测结果时需要格外注意。

(7)人血清中异嗜性抗体可以与检测方法中的免疫球蛋白发生反应,对体外免疫检测方法造成影响。

【注意事项】

(1)用于体外诊断用途,试剂在 2~8 ℃中存储,废弃物按照相关法规进行处理。

(2)化学发光性底物要避免污染和避免直接接触光线。

(3)用水时采用去离子水或蒸馏水。

(二)电化学发光技术(Electrochemiluminescence immunoassay,ECLI)

【原理】(Roche 弓形虫 IgM 抗体检测)

电化学发光技术是继放射免疫、酶免疫、荧光免疫、化学发光免疫测定后的新一代标记免疫测定技术。通过在工作电极的阳极加一定的电压,使二价的三氯联吡啶钌[Rubpy₃]²⁺ 释放电子发生氧化反应而成为三价的三氯联吡啶钌[Rubpy₃]³⁺,同时,电极表面的 TPA 也释放电子发生氧化反应而成为阳离子自由基 TPA⁺,并迅速自发脱去一个质子而形成三丙胺自由基 TPA,两者发生氧化还原反应,使三价的三氯联吡啶钌[Rubpy₃]³⁺ 还原成激发态的二价三氯联吡啶钌[Rubpy₃]²⁺,激发态[Rubpy₃]²⁺ 以荧光机制衰变并以释放出一个波长为 620 nm 光子的方式释放能量,而成为基态的[Rubpy₃]²⁺。这一过程在电极表面周而复始地进行,产生很多光子,使测定信号不断地放大,从而使检测灵敏度大大提高。将二价三氯联吡啶钌［Rubpy₃］²⁺与免疫反应体系中的一种物质结合,经免疫反应、分离后,检测免疫反应体系中剩余二价三氯联吡啶钌［Rubpy₃］²⁺经上述过程后所发出的光,即可得知待检物的浓度。

【器材与试剂】电化学发光分析仪、配套试剂和校准品。

【操作方法】以弓形虫 IgM 抗体试剂盒为例:首先使用通用稀释液以 1∶20 的比例自动稀释 10 μL 样本。加入钌复合物标记的弓形虫特异性重组抗原。样本中的抗弓形虫 IgM 抗体与钌复合物标记的弓形虫特异性重组抗原反应。加入生物素化特异性人 IgM 单克隆抗体和链霉亲和素包被的微粒。复合物在链霉亲和素和生物素相互作用下形成固相。将反应液吸入检测池中,检测池中的微粒通过电磁作用吸附在电极表面。未结合的物质通过 ProCell/ProCell M 清洗。在电极上加一定的电压,使复合物发光,用光电倍增器检测发光的强度。软件自动将样本产生的电化学发光信号与从校准中得出的 cut-off 值相比较,自动确定检测结果。

【结果判读】每一个样本的结果以有反应性、无反应性和 cut-off 指数(样本信号/cut-off,COI)的形式报告。

无反应性:发光强度<0.8 COI。

不确定:当发光强度不小于 0.8 COI 但小于 1.0 COI 时,样本必须重新检测。若检测结果仍为不确定,则在 2～4 周内检测第二份样本。

有反应性:发光强度不小于 1.0 COI。

【方法学评价】

(1) 由于使用的检测方法和试剂不同,不同制造商得出的给定样本中弓形虫 IgM 抗体的检测结果可以不同。

(2) Toxo IgM 阴性检测结果,同时具有 Toxo IgG 阳性结果,不能完全排除弓形虫急性感染的可能。

(3) 急性感染早期的个体其 Toxo IgM 抗体数量可能还检测不到。在这部分个体中,可能会发现 Elecsys Toxo IgG 检测结果不确定或为低阳性结果,提示早期急性感染。必须在 2 周内进行第二份样本检测。若 Toxo IgM 和(或)明显的 Toxo IgG 抗体滴度升高,则支持急性弓形虫感染。

(4) 某些个体弓形虫 IgM 特异抗体在弓形虫感染后几周内转为无反应水平。

(5) 单一一份样本弓形虫 IgM 抗体检测不足以证实急性弓形虫感染,因为在最初感染几年后仍有 IgM 抗体水平升高,需进一步检测或联合其他检测方法加以鉴别。若 2～4 周内采集的第二份样本较第一份样本的 Toxo IgG 抗体滴度明显升高,则支持急性弓形虫感染的诊断。若早期进行治疗,则产生的抗体可能没有升高,IgG 和 IgM 抗体水平保持较低水平并能共存许多年。

(6) Toxo IgM 测定结果应结合弓形虫特异 IgG 结果、患者病史、临床上其他检查结果综合起来进行诊断。

(7) 应特别谨慎判断有关 HIV 患者、接受免疫抑制治疗的患者或有其他导致免疫抑制疾病的患者检测结果。

(8) 罗氏诊断的 IgM 抗体检测采取了抗干扰设计,通过使用新型的持久性 IgM 抗体阻断剂,只检出与急性感染有关的 IgM 抗体,对持久性 IgM 抗体欠灵敏,从而避免了假阳性。目前,在寄生虫学领域的应用主要用于检测弓形虫 IgM、IgG 抗体等,用于弓形虫感染状况判断。

(9) 化学发光和电化学法检测技术是目前世界公认的最先进的临床免疫检测技术,与其他几种标记免疫测定技术相比:其灵敏度更高,检测下限可达皮摩尔;线形范围更宽,达 7 个数量级;更快速,出第一个结果的时间仅需数十分钟;应用范围更广,试剂稳定,自动化程度高。

【注意事项】

(1) 试剂于 2～8 ℃中存储,废弃物按照相关法规进行处理。

(2) 采用去离子水或蒸馏水。

(3) 避免样本和试剂产生气泡。

NOTE

十一、IgG 抗体亲和力(Toxo Avidity)试验

1989 年 Hedman 等为诊断风疹病毒感染建立了区分病毒原发感染和继发感染 IgG 抗体亲和力测定技术。抗体亲和力是指 IgG 抗体与抗原结合的性能,根据亲和力强弱可以大致判断感染的时间。该法的基本原理是宿主感染病毒后的最初 3 个月产生病毒特异性抗体具有低亲和力,而随后抗体亲和力越来越高。低亲和力抗体表示感染发生在 3～5 个月,而高亲和力抗体通常在复发性感染者中检测到,表示感染已经发生数月或数年。

【原理】抗体亲和力试验的基本原理:机体感染病原体后,初次免疫应答后产生的抗体,亲和力低;经过数周甚至数月后产生的抗体与抗原的互补更好,为高亲和力抗体。因此通过测定 IgG 抗体的亲和力,可确定患者 4～5 个月内发生的感染,即当 IgM 和 IgG 同时为阳性且 IgG 亲和力高,孕期大于 20 周的患者需要回顾检测前 3 个月的血样,从而判断孕妇是近期感染还是既往感染。

【器材与试剂】Roche 电化学发光仪、配套试剂和校准品。

【操作方法】以 Roche 弓形虫亲和力检测试剂盒为例。

测试基于 Elecsys Toxo IgG 抗体亲和力检测的两个平行测定。样本的一个等份使用 Diluent Universal(DilUni)稀释,该混合物作为参考。样品的第二个等份使用 Diluent Toxo Avidity(DilToxoAv)稀释。DilToxoAv 孵育期间,针对弓形虫的 IgG 抗体与 DilToxoAv 稀释液中的弓形虫特异性重组抗原结合。两个稀释步骤手工进行。

(1) Elecsys Toxo IgG Avidity 测定用样本的处理 进行亲和力测定前,样品浓度需要使用 Toxo IgG 抗体测定确定。样本使用浓度在 6～500 IU/mL 的 Elecsys Toxo IgG 抗体测定为阳性,并分为 2 个等份。如果患者样本使用 Elecsys Toxo IgG 抗体测定为阳性,且浓度大于 500 IU/mL,样品在分为 2 个等份前,使用 Diluent Universal 预先手工稀释。使用 Elecsys Toxo IgG 抗体亲和力检测测定两个样品。操作人员必须确保测定使用同一试剂批次和相同的校准,在同一分析仪上连续进行测定。

(2) 第 1 次孵育 10 μL 样本,生物素化的重组弓形体特异性抗原,以及钌复合体标记的弓形体特异性抗原反应形成一种夹心复合体。

(3) 第 2 次孵育 加入链霉亲和素包被的磁珠微粒后,该复合体通过生物素与链霉亲和素的相互作用与固相结合。

(4) 将反应液吸入测量池中,通过电磁作用将磁珠吸附在电极表面。未与磁珠结合的物质通过 ProCell/ProCell M 清洗去除。给电极加以一定的电压,使复合体化学发光,并通过光电倍增器测量发光强度。

(5) 通过检测仪的校准曲线得到最后的检测结果,曲线通过 2 点校准和试剂条形码上获得的主曲线生成的。

(6) 亲和力(Avi)通过 Diluent Toxo Avidity 稀释等份所测结果(IU/mL)和参考等份结果之间比例来评估。

【结果判读】仪器自动计算两个检测(参考检测和 DilToxoAv 处理检测)中每个样本的分析物浓度,单位是 IU/mL。Toxo-IgG 抗体亲和力(Avi)通过计算获得:Avi(%)=100-[(DilToxoAv 处理等份的分析物/DilUni 处理等份的分析物)×100]。

低亲和力:Avi<70%。

不确定:Avi 在 70%～79%之间。

高亲和力:Avi≥80%。

【方法学评价】

(1) 对于不确定的结果,应在适当的时间内(如 2～4 周)采取后续样本,并重复测试。

(2) Elecsys Toxo IgG 亲和力检测结果应结合患者病史、临床症状以及其他实验室检测结果(如特异性的 Toxo IgM 和 IgG 抗体结果)。如果 Toxo IgG 亲和力检测结果与患者病史、临床症状

和其他实验室检测结果(如 Toxo-特异性 IgG 和 IgM 结果)不一致,应该做进一步检测,以对结果进行验证。

(3) 由于使用测定方法和试剂不同,不同制造商得出给定样本中 Toxo IgG 亲和力结果可以不同。因此,实验室向临床医生报告结果时必须包括如下声明:"下列结果来自于某一厂商检测,不可与其他厂商提供的检测结果更换使用。"

(4) 在极少数情况下,可能会观察到 0 亲和力或负亲和力的值,这样的结果归为低亲和力。

(5) 应谨慎判断 HIV 患者、接受免疫抑制治疗的患者或患有其他可导致免疫抑制疾病的患者的检测结果。

(6) 体外检测发现 18 种常用药物和螺旋霉素、磺胺甲基嘧啶、叶酸以及乙嘧啶对本测定无干扰,少数情况下,极高滴度的链霉亲和素或钌抗体也可能会干扰检测。

(7) 作为诊断指标,必须结合患者病史、临床检查和其他临床资料来综合评估检测结果。

(8) Toxo-IgG 抗体亲和力与 Toxo-IgM 抗体联合检测,可以有效鉴别感染是否为近期原发感染,目前推荐联合血清 Toxo-IgM 和 Toxo-IgG AI 来诊断妊娠期 Toxo 感染。

(9) 怀孕第 1 个月的孕妇,不管 IgM 抗体试验的结果如何,高亲和力的 IgG 试验结果提示胎儿基本上不会感染先天性弓形虫。怀孕超过 16 周的孕妇,高亲和力实验结果有很大的诊断价值。

(10) 初次感染之后,低亲和力或不确定的结果可能存在几个月或者 1 年多,由于这个原因,不能单独使用弓形虫 IgG 亲和力实验来确定是否为近期感染。

【注意事项】

(1) 试剂于 2～8 ℃中存储,废弃物按照相关法规进行处理。

(2) 采用去离子水或蒸馏水。

(3) 避免样本和试剂产生气泡。

十二、其他特殊免疫学检验技术

(一) 弓形虫感染染色试验 (dye test,DT)

【原理】弓形虫感染染色试验是用活的弓形虫速殖子与正常血清混合,在 37 ℃作用 1 h 或室温作用数小时后,大部分滋养体由原来的新月形变为圆形或椭圆形,细胞质对碱性美蓝具有较强的亲和力而被深染的试验方法。当弓形虫与含特异性抗体和补体(辅助因子 accessory factor,AF)的血清混合时,虫体受到抗体和补体的协同作用而变性,对碱性美蓝不着色。计算着色与不着色虫体比例即可判断结果。

【器材与试剂】以弓形虫速殖子为抗原,采用正常人血清为致活因子,碱性美蓝溶液,95% 乙醇,滤纸,pH 11.0 的碱性缓冲液(0.53% Na_2CO_3 9.73 mL,1.91% $Na_2B_4O_7$ 0.27 mL),盖玻片,显微镜。

【操作方法】

(1) 辅助因子准备 存在于正常人新鲜血清内,不耐热。用作辅助因子的血清需预先筛选,即将候选血清与弓形虫速殖子混合,37 ℃作用 1 h 后,有 90% 以上虫体经美蓝染色后,着色者即含有辅助因子(AF),含辅助因子血清可分装后于 -20 ℃保存备用。

(2) 抗原制备 弓形虫速殖子经腹腔感染小鼠,3 天后抽取腹腔液,生理盐水洗涤 3 次(3000 r/min×10 min),收集纯净虫体。也可将小鼠腹腔悬液用胰酶消化,经 G3 砂蕊漏斗或纤维素滤膜过滤纯化,所获虫体用辅助因子血清稀释至每高倍视野 50 个左右虫体,即为抗原液。

(3) 美蓝染液 美蓝 10 g 加入 95% 乙醇溶液 100 mL,滤纸过滤,取 3 mL 加 pH 11.0 的碱性缓冲液(0.53% Na_2CO_3 9.73 mL,1.91% $Na_2B_4O_7$ 0.27 mL)10 mL。碱性缓冲液临用前配制。

(4) 待检血清 新鲜血清需经 56 ℃灭活 30 min,或直接用生理盐水倍比稀释后,每管 0.1 mL,4 ℃中保存次日使用。

(5) 检测 在稀释血清内每管加上述抗原悬液 0.1 mL,37 ℃孵育 1 h,滴加美蓝染液 0.02

NOTE

mL/管,继续温育 15 min 后,自每管取悬液 1 滴涂片,加盖玻片镜检。

【结果判读】计算各管不着色虫体的百分比,以 50% 虫体不着色管的血清稀释度为该份被检血清的最高抗体滴度。一般认为,抗体滴度 1:8 为隐性感染;1:256 为活动性感染;1:1024 以上为急性感染。

【方法学评价】DT 所测抗体是虫体表膜抗原诱导的特异性抗体。本试验易与肉孢子虫抗血清发生交叉反应;操作中需用活虫;辅助因子血清筛选较繁琐。

【注意事项】缓冲液要求临用时新鲜配制,待检血清经 56 ℃灭活 30 min。

(二) 血吸虫感染环卵沉淀试验(circumoval precipitin test,COPT)

【原理】环卵沉淀试验是以血吸虫完整虫卵为抗原的特异性免疫学试验,为一种抗原抗体血清沉淀试验。将血吸虫卵与血吸虫感染者的血清共同孵育于 37 ℃,卵内毛蚴或胚胎的分泌、排泄抗原物质经卵壳微孔渗出后,与被测血清内特异抗体结合,在虫卵周围能形成特异、边缘整齐、透明的沉淀物,在光镜下判读反应强度并计算出现反应虫卵百分率(环沉率)。镜下可见泡状或指状沉淀物沉积在虫卵表面,此为阳性反应。在正常人血清中,因无相应抗体存在,在虫卵周围不出现特异性沉淀物,即为阴性。根据环沉率可判定待检血清的 COPT 反应是否为阳性,根据所形成的沉淀物大小可判定反应强度。环沉率计算公式:100 个虫卵中出现沉淀物的虫卵数,即阳性虫卵数/观察虫卵数×100%。

【器材与试剂】血吸虫卵冻干粉,待检血清,载玻片,盖玻片,注射器针头,滴管,石蜡,刀,蜡盒,酒精灯,显微镜,吸水纸。

【操作方法】

(1)用滴管滴加一小滴待检血清于洁净载玻片上,用注射器针头挑取少许血吸虫卵冻干粉末,将其与血清充分混匀。

(2)覆盖盖玻片,用石蜡密封四周,防止水分蒸发和细菌滋生、繁殖。

(3)室温下静置 1~1.5 h 后,镜检观察、记录结果。

(4)实验结果 镜检可见浅黄色、椭圆形的血吸虫卵,卵壳厚度均匀,较薄且无卵盖,卵壳一侧有侧棘,由于压片原因,部分虫卵可见侧棘,部分虫卵观察不到。卵壳内壁有一薄层胚膜,内含毛蚴,毛蚴与卵壳的间隙中有时可见大小不等的圆形或椭圆形的油滴状头腺分泌物,为可溶性虫卵抗原。在部分虫卵表面,可见泡状或指状、折光性较强的沉淀物,即虫卵抗原抗体复合物。图 2-3-6 为显微镜视野中拍摄的阳性虫卵图片。

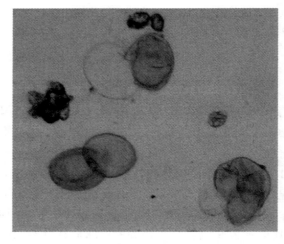

图 2-3-6 环卵沉淀试验(虫卵周围的免疫复合物沉淀)

【结果判读】

(1)环沉率 镜下沿一定方向推进,连续观察 100 个虫卵,其中阳性虫卵数为 20,因此环沉率为(20/100)×100%=20%。实验环沉率>5%,故环卵沉淀试验结果阳性。

（2）强度分级　"＋"：镜下观察阳性虫卵,部分泡状沉淀物的面积较小,小于虫卵面积的 1/2。"＋＋"：部分泡状沉淀物的面积大于虫卵面积的 1/2。"＋＋＋"：有部分泡状沉淀物的面积大于虫卵本身面积。其中反应强度为"＋"的虫卵较多,"＋＋"和"＋＋＋"的虫卵较少,说明 COPT 总体反应强度不高,造成这一现象的可能原因:①COPT 反应温度和时间不足,从而导致镜检环沉率和反应强度不高;②虫卵内的毛蚴需成熟后方能分泌可溶性虫卵抗原,未成熟时没有可溶性虫卵抗原（soluble egg antigen,SEA）分泌,使参与反应的抗原数量减少;③混匀虫卵和血清时,造成虫卵破裂,影响了参与抗原抗体反应的虫卵数目。

【方法学评价】

（1）COPT 为诊断血吸虫病的血清学方法之一,环卵沉淀试验的阳性率平均约为 97.3%;假阳性率为 3.1%,与华支睾吸虫病、丝虫病患者血清有交叉反应。目前主要用于血吸虫病的辅助诊断、疗效考核、流行病学调查及疫情监测。

（2）实验常规方法由于操作步骤繁琐,不易于标准化,因而现在有了许多改进方法,包括塑料管法 COPT、双面胶纸条法环卵沉淀试验（DGS-COPT）、PVF 抗原片法、血凝板法、组织内环卵沉淀反应（IOP）、酶联环卵沉淀反应（ELCOPT）等。

（3）在对虫卵进行冷冻干燥过程中,可能造成抗原破坏,影响抗原数量。

（4）由于操作过程中的偶然误差（未遵循实验注意事项）或镜检时的漏检、误检,导致观察现象有误。

【注意事项】

（1）玻片应清洁无油,手持玻片时勿将手指接触玻片表面,以避免油渍污染。

（2）滴加待检血清的量应当适宜,若血清过少,则易致漏检,若血清过多,则覆盖盖玻片时血清易在载玻片上铺展开来,使用石蜡密封时不易操作,此时可以使用吸水纸吸去盖玻片周围的液体再进行密封。

（3）石蜡密封要完全,以免水分蒸发,影响镜检。

（4）混匀虫卵和血清时不要过度用力,以免造成虫卵破裂。

（5）挑取冻干虫卵粉末少量即可,过多则导致虫卵堆叠,镜检时不易观察和做出判断。

（6）使用的注射器针头应保持干燥,否则会粘取大量虫卵粉末,可用吸水纸擦拭注射器针头再使用。

（三）血吸虫感染尾蚴膜反应试验（cercarien hullen reaction,CHR）

血吸虫病尾蚴膜反应是对血吸虫的一种免疫诊断试验方法,取受试者 2 滴血清与 10 条左右的尾蚴在玻片上混合后,加盖玻片并封以石蜡,置 25 ℃恒温中经 24 h 后在低倍镜下观察,阳性反应者尾蚴周围有胶状膜形成。阴性反应者尾蚴体表周围无反应或仅出现颗粒状沉淀。

血吸虫尾蚴膜反应注意事项:

（1）加入虫卵数量要适当,虫卵过多或过少对反应结果都有一定影响。计算虫卵时,均不计未成熟卵和破卵。

（2）检验每批血清标本,应同时做一阳性血清对照。

（3）本试验可用于滴血滤纸代替血清进行反应,但进行血滴滤纸洗脱时,血液被稀释,反应强度下降。在我国一般不推荐干血滤纸方法。目前有热处理超声干卵反应、PVC 薄膜片环卵反应以及双面胶纸条环卵反应等方法。

（四）旋毛虫感染环蚴沉淀试验（Echinococcus sedimentation test）

取 50～100 条脱囊的旋毛虫活幼虫（冻干幼虫或空气干燥幼虫也可）放入待检血清中,37 ℃温育 24 h,如 1 条以上幼虫体表出现泡状或袋状沉淀物附着,即为阳性反应。

环蚴沉淀试验有较高的敏感性和特异性,阳性率可高达 97% 以上,与常见的线虫（蛔虫、钩虫、丝虫、鞭虫）无交叉反应。一般在感染后的第三周末或症状出现后 10～20 天即可呈阳性反应。环蚴沉淀试验操作简单,无需任何特殊设备且有较高的敏感性和特异性,适合基层卫生单位使用。

（徐建华　刘振杰）

第四节　分子生物学检验技术

一、DNA 探针技术

DNA 探针技术,又称核酸分子杂交(molecular hybridization)技术,是近几年迅速发展起来的一种敏感性高、特异性强、应用面广的新技术。在寄生虫病诊断中,以病原体的特异性核酸序列作为探针,用来检测病原体是否存在。近 10 年来,应用特异性核酸探针鉴定寄生虫的种类和诊断寄生虫病的研究报道较多。现有资料表明,DNA 探针检测,其特异性和敏感性高;并且 DNA 探针检测比血清学方法更可靠;又因 DNA 探针较稳定,在合适条件下可较长时间保存,试验结果的重复性较好。在寄生虫病的诊断、现场调查、寄生虫分类等研究方面均使用了 DNA 技术,内容包括原虫、线虫、吸虫、绦虫和昆虫等的鉴定和疾病的诊断。在实验室中,核酸探针已成功用于许多传播媒介体内寄生虫的鉴定。此外,核酸探针还可制备经济和理想的诊断抗原,并建立高效和准确诊断寄生虫病的新技术。

二、PCR 技术

聚合酶链反应(PCR)是近年发展起来的一种快速的特定 DNA 片段体外扩增技术,它由高温变性、低温退火及适温延伸等反应组成一个周期,循环进行,使目标 DNA 得以迅速扩增。①模板 DNA 的变性:模板 DNA 经加热至 95 ℃左右一定时间后,模板 DNA 双链或经 PCR 扩增形成的双链 DNA 解离成为单链,它与引物结合,为下轮反应做准备。②模板 DNA 与引物的退火:模板 DNA 经加热变性成单链后,温度降至最佳退火温度,引物与模板 DNA 单链以互补序列配对结合。③引物的延伸:DNA 模板-引物结合物在 72 ℃条件下,利用 DNA 聚合酶(如 TaqDNA 聚合酶)的作用,以 dNTP 为反应原料,靶序列为模板,按碱基互补配对与半保留复制原理,合成一条新的与模板 DNA 链互补的半保留复制链,重复循环变性-退火-延伸三过程就可获得更多的"半保留复制链",而且这种新链又可成为下次循环的模板。每完成一个循环需 2～4 min,2～3 h 就能将待扩目的基因扩增放大几百万倍。PCR 对实验条件要求较低,操作简单易行,成本低,重复性好,所需 DNA 的量较少且对 DNA 质量要求较低;但对引物设计要求较高,且仅能进行已知突变检测。常用的结果分析方法:①琼脂糖凝胶电泳;②聚丙烯酰胺凝胶电泳。

PCR 技术是寄生虫病特别是原虫病病原检测最敏感和最特异的分子生物学诊断方法。在一些寄生虫病中,由于原虫数量极少,用一般方法无法检测,经 PCR 技术扩增 DNA 模板,为此类原虫病的诊断提供了一条新途径。如对疟原虫的检测敏感度可达到每 2 μL 全血中有 1 个原虫虫体,显著高于镜检法。国内已建立了弓形虫病 PCR 诊断方法,具有快速、特异、敏感等优点,目前 PCR 技术能对疟疾、卡氏肺孢子虫病、弓形虫病、利什曼原虫病、阿米巴病、锥虫病、蓝氏贾第鞭毛虫病、细粒棘球绦虫病等多种寄生虫病进行实验诊断,PCR 阳性表明被检者机体内有寄生虫病原体存在,为隐性感染者、带虫者或现症患者,应根据其临床表现来判断。今后在寄生虫学领域中 PCR 技术将会得到更加广泛深入的应用。

反转录 PCR(reverse transcription PCR,RT-PCR)是为检测生物组织某一基因在某种生理、病理或药物作用下的表达情况而设计的。过去常用的方法是将提取的 mRNA 进行杂交或 Northern Blot 试验,由于 mRNA 含量极低,这种方法获得成功的概率低。而 RT-PCR 是先将 mRNA 逆转录成 cDNA,再进行 PCR 扩增,从而大大提高了其检测的敏感性。该法是检测生物一定生长发育时期、疾病的某一病理时期或药物治疗后特定基因表达情况,借以观察某基因对生物、发育,疾病病理过程的影响,以及药物治疗对某基因表达的影响及其治疗效果等。如用 RT-PCR 检测血吸虫病肉芽肿细胞 TGF-β1 mRNA 的表达,以了解血吸虫卵肉芽肿纤维化的病理状况等。

多重 PCR(multiplex PCR),又称多重引物 PCR 或复合 PCR,它是在同一 PCR 反应体系里加上 2 对以上引物,同时扩增出多个核酸片段的 PCR 反应,其反应原理、反应试剂和操作过程与一般 PCR 相同。常用的结果分析方法如下。①毛细管电泳法(capillary electrophoresis,CE),利用离子的电泳迁移率不同,在电场中移动的速度不同,从而将不同的离子分离。②高效液相色谱层析(high performance liquid chromatography,HPLC):溶于流动相的各组分在经过固定相时,与固定相发生作用(吸附、分配、离子吸引、排阻、亲和)的大小、强弱不同,导致在固定相中滞留的时间不同,由此判断待测物。③单链构型多态性分析(single-strand conformational polymorphism,SSCP):利用不同空间构型的 DNA 分子,在凝胶电泳中的泳动速率不同,从而区分变异的 DNA 分子。多重 PCR 经济简便,多种病原体在同一反应管内同时检出,大大地节省了时间,且节约开支;但特异性会有所降低,且仅能进行已知突变检测。多重 PCR 技术已广泛应用于病毒性、细菌性疾病临床诊断,在寄生虫病诊断方面,多重 PCR 的应用也日渐增多,应用前景广阔。

实时荧光定量 PCR(qPCR 或 real-time PCR),是指在 PCR 反应中引入一种荧光化学物质,随着 PCR 反应的进行,反应产物不断累积,荧光信号强度也成比例增加。基于检测 PCR 扩增周期每个时间点上扩增产物的量,通过荧光强度变化监测产物量,从而实现对起始模板定性或定量检测。根据使用的荧光标记类型可分为探针类和非探针类。非探针类是利用非特异性地插入双链 DNA 的荧光结合染料或者特殊设计的引物来指示扩增的增加。探针类则是利用与靶序列特异杂交的探针来指示扩增产物的增加。非探针类简便易行,而探针类由于增加了探针的互补识别步骤,特异性更高。

数字 PCR(digital PCR,dPCR),是一种基于单分子 PCR 方法来进行计数的核酸绝对定量的方法。主要采用微流控或微滴化方法,将大量稀释后的核酸溶液分散至芯片的微反应器或微滴中,每个反应器的核酸模板数少于或者等于 1 个。经过 PCR 循环之后,有一个核酸分子模板的反应器就会给出荧光信号,没有模板的反应器就没有荧光信号。根据相对比例和反应器的体积,推算出原始溶液的核酸浓度。

PCR-限制性片段长度多态性分析(PCR-RFLP),是根据 DNA 在限制性内切酶酶切后形成的特定 DNA 片段的大小,判断待测样品的基因特征。该方法简便易行,但仅能识别位于酶切位置内的突变,而且凝胶电泳的结果仅能判断产物的大概长度,是非特异性的方法。目前对同一病原体检测时应用哪一种限制内切酶仍没有一致意见,因此质量控制较难实现。

三、环介导等温扩增技术(LAMP)

环介导等温扩增技术是使用一种具有自动链置换活性的 Bst DNA 聚合酶,通过两条特异的外部引物和两条特异的内部引物,在等温(60~65 ℃)的条件下进行靶序列特异性扩增。LAMP 具有很高的扩增效率,在 1 h 内可以将几拷贝的靶序列扩增到 $10^9 \sim 10^{10}$ 拷贝。同时,LAMP 因为其 4 条特异性引物可识别靶序列上 6 个不同的区域,扩增的特异性非常高。LAMP 方法的扩增产物可根据反应中产生的白色焦磷酸镁沉淀的有无直接检测,或通过加入染料进行实时检测,也可以通过扩增产物的混浊度对初始靶序列进行定量分析。具有简单、快速、特异性强、灵敏度高的特点。但由于 LAMP 扩增是链置换合成,故不能进行长链 DNA 的扩增。此外,由于灵敏度高,极易受到污染而产生假阳性结果,故操作要特别严谨。目前主要应用于如疟疾、金黄色葡萄球菌和大肠埃希菌等病原体的检测。

四、生物芯片技术

生物芯片技术是指借助微加工和微电子技术,以人工合成的或应用常规分子生物学技术获得的核酸或蛋白质片段作为探针,按照特定的排列方式和手段固定在硅片、玻片或 NC 上,然后加入待测样品进行杂交,通过杂交信号的强弱与分布进行定性或定量分析。

生物芯片技术的基本原理类似,以基因芯片技术为例,其工作原理与经典的核酸分子杂交一致,都是应用已知的核酸序列与互补的靶序列杂交,经典的杂交方法固定的是靶序列,而基因芯片技术固定的是已知探针,因此基因芯片可被理解为一种反向杂交。常用双色荧光试剂 Cy3 和 Cy5 先标记待测样品,然后与芯片上的探针杂交,再用激光共聚焦显微镜对芯片进行扫描,计算机软件系统检测杂交信号,可高效、大规模地获得相关的生物信息。最后,需要建立数据储存和交流平台,将各实验室获得的实验结果集中起来形成共享的数据库,以便数据的交流和结果评估。

传统寄生虫病病原检测方法通常为粪检、血检、体外培养和免疫学检测等,但感染度低时,容易漏检,而生物芯片具有灵敏度高的优势,可以弥补前述缺陷。有研究以具种属特异性的 SS rRNA 基因片段为探针,制备了诊断疟原虫感染和分种的基因芯片,结果能特异和敏感地对间日疟原虫和恶性疟原虫进行区分。也有报道可有效地检测出日本血吸虫单个尾蚴、虫卵、阳性钉螺或极微量成虫 DNA 的芯片,与其他虫无杂交信号。另外,有对弓形虫、旋毛虫和绦虫进行生物芯片检测和区分的研究报告。日本久保田公司应用芯片检测自来水中的隐孢子虫作为水质检验的常规手段,方法简便、结果准确。

五、测序技术

双脱氧链终止法测序(Sanger 测序)技术是广泛应用的第一代 DNA 测序技术的典型代表。通常情况下,要测序的 DNA 先进行核酸扩增,之后进行测序反应。现今的 Sanger 测序技术也已实现了自动化,采用四色荧光染料代替放射性核素对 ddNTP 的标记,毛细管电泳分离 DNA 片段,使测序的便利性、安全性及获得的通量均大大提高。Sanger 测序技术可以获得未知待分析序列的具体结构,是确定基因序列的金标准,但它的准确率仍然无法达到 100%,2% 以下的碱基无法被 Sanger 法测序所识别。

焦磷酸测序技术(pyrosequencing):1998 年,Ronaghi 等在《Science》上首次报道了这项技术。它是一种实时定量的 DNA 测序技术,是由 4 种酶催化的同一反应体系中的化学发光反应。当引物与模板 DNA 退火后,在 DNA 聚合酶、ATP 硫酸化酶、荧光素酶和三磷酸腺苷双磷酸酶的协同作用下,将引物上每一个 dNTP 的聚合与一次荧光信号的释放偶联起来,通过检测荧光的释放和强度,达到实时测定 DNA 序列的目的。焦磷酸测序技术是一种新型的酶联级联测序技术,其重复性和精确性可与 Sanger 测序相媲美,而测序速度则大大提高,非常适合对已知的短序列进行测序分析;但在对未知序列分析上,该方法的测序长度明显短于 Sanger 法。从开始提出至今,焦磷酸测序技术不断优化,逐步发展成为一种高通量、高精确度、高稳定性的实时测序技术,后来 Roche 公司 454 技术使用的测序方法的原理就是焦磷酸测序技术。

新一代测序(next generation sequencing,NGS):包含多种可以一次性产生大量数字化基因序列的测序技术,是继 Sanger 测序的革命性进步,采用平行测序的理念,能同时对上百万甚至数十亿个 DNA 片段进行测序,实现了大规模、高通量测序的目标。不同厂家的产品测序原理不同,主要分为 4 色荧光标记寡核苷酸的连续连接反应测序、基于"DNA 簇"和可逆性末端终结大规模平行测序、半导体芯片测序和边合成边测序。新一代测序平台最大的变化是无需克隆这一繁琐的过程,而是使用接头,并结合微流体技术,利用高性能的计算机对大规模的测序数据进行拼接和分析。作为一个平台,NGS 在速度、通量和价格方面均具有明显的优势,而且可以同时对多个基因区域的基因变异进行识别,检测低含量的突变,可以开展全基因表达图谱分析,包括 SNP、小 RNA、ChIP、DNA 甲基化等诸多研究。使得 NGS 技术在分子诊断、医药健康等领域展示出广阔的应用前景。

(徐建华　刘振杰)

NOTE

第三章　寄生虫形态学观察内容

第一节　医 学 原 虫

一、叶足虫

(一) 溶组织内阿米巴 (*Entamoeba histolytica*)

溶组织内阿米巴又称痢疾阿米巴,可寄生于人体结肠,引起阿米巴痢疾或肠外阿米巴病。

【生活史与要点】

(1) 生活史　见图 3-1-1。

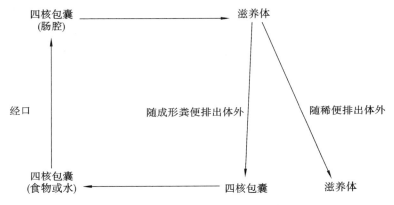

图 3-1-1　溶组织内阿米巴生活史

(2) 要点

①生活史　简单,不需要中间宿主。

②感染阶段　四核包囊。

③感染途径　经口误食或误饮被四核包囊污染的食物或水。

④寄生部位　回盲部、结肠。

⑤致病阶段　滋养体。

⑥诊断依据　粪便中查到滋养体或包囊。

⑦防治　注意个人卫生、养成良好的饮食习惯,治疗药物为甲硝唑、喹碘方、巴龙霉素。

【实验目的与要求】

(1) 掌握溶组织内阿米巴滋养体和包囊的形态特征。

(2) 掌握溶组织内阿米巴常用病原学诊断方法。

【形态学观察要点】

(1) 溶组织内阿米巴滋养体(阿米巴痢疾患者黏液血便涂片,铁苏木素染色标本)　油镜下观察,虫体蓝黑色,形态多变,直径 $10 \sim 60~\mu m$,可见舌状或指状伪足,胞质分为透明的外质和富含颗粒的内质,内质食物泡中含有完整或半消化的圆形黑色的红细胞,细胞核圆形,有薄而染成黑色的核膜,核膜内缘有大小均匀、排列完整的核周染色质粒,核仁居中,核膜与核仁之间有核纤丝连接(图 3-1-2,彩图 1)。

(2) 溶组织内阿米巴滋养体(活体标本)　高倍镜下为稍大于白细胞的折光性活动小体,形状

NOTE

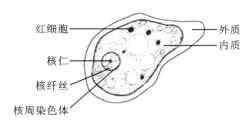

图 3-1-2　溶组织内阿米巴滋养体

不定,由外质伸出伪足,内质随即流入,从而做定向的阿米巴运动。虫体内外质分明,外质透明,内质呈颗粒状,细胞核一个,常不清晰。内含被吞噬的红细胞、较少的白细胞、夏科雷登结晶。

（3）溶组织内阿米巴包囊（慢性感染者、带虫者的成形粪便涂片,铁苏木素染色标本）　油镜观察,虫体蓝灰色,球形,直径 10～20 μm,囊壁厚,不着色,核通常 1～4 个。具有四个核的包囊为成熟包囊,核结构与滋养体相同。单核和双核包囊为不成熟包囊,囊内可见染成黑色的杆状或圆形的拟染色体及空泡状的糖原泡。成熟包囊中拟染色体和糖原泡多数情况下不易见到（图 3-1-3,彩图 2）。

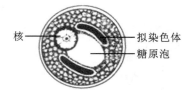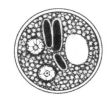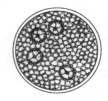

图 3-1-3　溶组织内阿米巴包囊

（4）溶组织内阿米巴包囊（碘液染色玻片标本）　油镜下观察,包囊为球形,染成淡黄色,囊壁不着色,细胞核 1～4 个。在单核或双核的包囊内可见糖原泡和拟染色体,糖原泡被染成棕黄色,拟染色体不着色。

（5）肠阿米巴病理标本　肠壁溃疡呈散在性分布,大小不一,形成口小底大的烧瓶样溃疡,溃疡底部向四周扩散,使相邻溃疡底部互通形成隧道。多个溃疡融合后,引起浅表黏膜脱落。

【作业与思考题】

（1）作业　绘溶组织内阿米巴滋养体和包囊形态结构图。

（2）思考题

①检查溶组织内阿米巴滋养体和包囊时各应注意些什么?

②溶组织内阿米巴的感染阶段和致病阶段各是什么?

③溶组织内阿米巴对人体的危害有哪些?

（二）结肠内阿米巴（*Entamoeba coli*）

结肠内阿米巴是常见的人体肠道寄生虫,常与溶组织内阿米巴共同感染。

【生活史与要点】

（1）生活史　见图 3-1-4。

（2）要点

①生活史　简单,不需要中间宿主。

②感染阶段　八核包囊。

③感染途径　经口误食或误饮被八核包囊污染的食物或水。

④寄生部位　结肠。

⑤致病阶段　不致病。

⑥诊断依据　粪便中查到包囊。

⑦防治　注意个人卫生、养成良好的饮食习惯。

NOTE

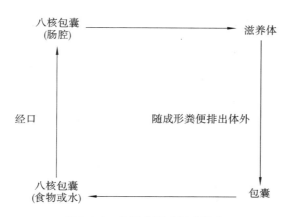

图 3-1-4　结肠内阿米巴生活史

【实验目的与要求】

（1）掌握结肠内阿米巴包囊的形态特征。

（2）熟悉结肠内阿米巴滋养体的形态特征。

（3）熟悉结肠内阿米巴与溶组织内阿米巴形态鉴别要点。

【形态学观察要点】

（1）结肠内阿米巴滋养体（粪便涂片，铁苏木素染色标本）　油镜下观察，外形略大于溶组织内阿米巴滋养体，直径 20～50 μm，内外质界限不分明，内质中食物泡多个，含有被吞噬的细菌、酵母及淀粉粒等，无红细胞。细胞核较溶组织内阿米巴大，核仁粗大，多偏位，核膜内缘染色质粒大小不一，排列不整齐（图 3-1-5，彩图 3）。

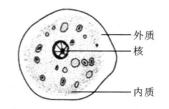

图 3-1-5　结肠内阿米巴滋养体

（2）结肠内阿米巴包囊（粪便涂片，铁苏木素染色标本）　油镜下观察，比溶组织内阿米巴包囊大，类圆形，蓝黑色，直径 10～30 μm，囊壁厚，有 1～8 个细胞核，核周染色质粒粗细不均匀，排列不整齐，成熟包囊含 8 个细胞核，未成熟包囊中常可见较大糖原泡，拟染色体偶见，常不清晰，呈草束状（图 3-1-6，彩图 4）。

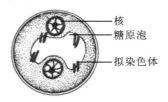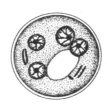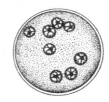

图 3-1-6　结肠内阿米巴包囊

【作业与思考题】

（1）作业　绘结肠内阿米巴滋养体和包囊形态结构图。

（2）思考题　溶组织内阿米巴和结肠内阿米巴的滋养体和包囊在形态上如何区分？

（三）布氏嗜碘阿米巴（*Iodamoeba butschlii*）

布氏嗜碘阿米巴主要寄生于人体盲肠，是一种非致病性原虫。

【生活史与要点】

（1）生活史　见图 3-1-7。

（2）要点

①生活史　简单，不需要中间宿主。

②感染阶段　成熟包囊（仅有一核）。

③感染途径　经口误食或误饮被成熟包囊污染的食物或水。

④寄生部位　结肠。

NOTE

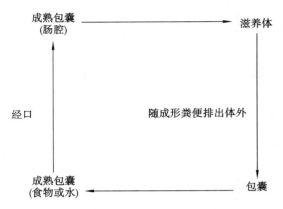

图 3-1-7　布氏嗜碘阿米巴生活史

⑤致病阶段　不致病。

⑥诊断依据　粪便中查到滋养体或包囊。

⑦防治　注意个人卫生、养成良好的饮食习惯。

【实验目的与要求】

(1) 熟悉布氏嗜碘阿米巴滋养体的形态特征。

(2) 熟悉布氏嗜碘阿米巴包囊的形态特征。

【形态学观察要点】

(1) 布氏嗜碘阿米巴滋养体　生理盐水涂片中的滋养体难以辨认。直径 8～20 μm,以一短而钝的透明伪足做缓慢运动,胞质中含有粗大的颗粒及糖原泡,内外质不易区别。虫体染色后,细胞核的核仁大且明显,核膜内侧缘无核周染色质粒。

(2) 布氏嗜碘阿米巴包囊　包囊直径 5～20 μm,成熟包囊内只有一个细胞核,胞质内有圆形、边缘清晰的糖原泡,经碘液染色后呈棕黄色团块,铁苏木素染色后呈空泡状。

【作业与思考题】

(1) 作业　绘布氏嗜碘阿米巴滋养体和包囊的形态结构图。

(2) 思考题　布氏嗜碘阿米巴和结肠内阿米巴的滋养体、包囊在形态上如何区分?

(四) 微小内蜒阿米巴(*Endolimax nana*)

微小内蜒阿米巴寄生于人体盲肠,是一种常见的小型肠道非致病性阿米巴。

【生活史与要点】

(1) 生活史　见图 3-1-8。

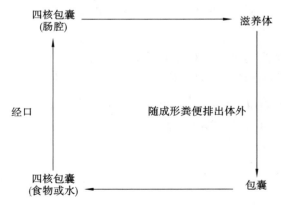

图 3-1-8　微小内蜒阿米巴生活史

(2) 要点

①生活史　简单,不需要中间宿主。

NOTE

②感染阶段　四核包囊。

③感染途径　经口误食或误饮被四核包囊污染的食物或水。

④寄生部位　盲肠。

⑤致病阶段　不致病。

⑥诊断依据　粪便中查到滋养体或包囊。

⑦防治　注意个人卫生、养成良好的饮食习惯。

【实验目的与要求】

（1）熟悉微小内蜒阿米巴滋养体的形态特征。

（2）熟悉微小内蜒阿米巴包囊的形态特征。

【形态学观察要点】

（1）微小内蜒阿米巴滋养体　滋养体直径 6～12 μm，伪足透明，短而钝，虫体运动缓慢。染色后细胞核清晰可见，核仁粗大明显，核膜内侧缘无核周染色质粒。

（2）微小内蜒阿米巴包囊　包囊直径 5～10 μm，未成熟包囊 1～2 个核，有糖原泡和偶可见的拟染色体；成熟包囊内具有 4 个细胞核。

【作业与思考题】

（1）作业　绘微小内蜒阿米巴滋养体和包囊的形态结构图。

（2）思考题　微小内蜒阿米巴、布氏嗜碘阿米巴等非致病性原虫是如何传播的？

二、鞭毛虫

（一）杜氏利什曼原虫（*Leishmania donovani*）

杜氏利什曼原虫也称黑热病原虫，其生活史中有前鞭毛体和无鞭毛体（利杜体）两个时期，无鞭毛体寄生于人或哺乳动物单核巨噬细胞内，引起利什曼病或黑热病。

【生活史与要点】

（1）生活史　见图 3-1-9。

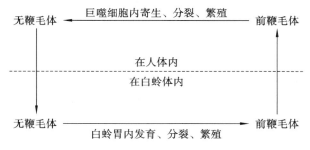

图 3-1-9　杜氏利什曼原虫生活史

（2）要点

①生活史　白蛉为传播媒介的虫媒病。

②感染阶段　前鞭毛体。

③感染途径　白蛉叮咬皮肤。

④寄生部位　单核巨噬细胞。

⑤致病阶段　无鞭毛体。

⑥诊断依据　骨髓穿刺涂片镜检，亦可做动物接种或体外培养。

⑦防治　捕杀病犬、控制白蛉、防止白蛉叮咬。治疗药物为葡萄糖酸锑钠。

【实验目的与要求】

（1）掌握杜氏利什曼原虫无鞭毛体和前鞭毛体的形态特征。

（2）熟悉杜氏利什曼原虫生活史特点。

NOTE

（3）熟悉黑热病的病原学诊断方法。

【形态学观察要点】

（1）无鞭毛体（利杜体）（瑞氏或吉姆萨染色玻片标本）　油镜下观察，虫体圆形或椭圆形，位于单核巨噬细胞内，有些无鞭毛体随着细胞的破裂而分布于细胞外，大小为(2.9～5.7)μm×(1.8～4.0)μm，细胞膜极薄，一般不易看清。细胞质淡蓝色，细胞核紫红色，位于虫体一侧，动基体小杆状，位于核旁，动基体前方有点状基体并发出鞭毛根，均染成紫红色（图 3-1-10，彩图 5）。

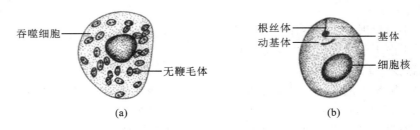

图 3-1-10　杜氏利什曼原虫无鞭毛体

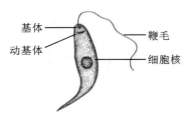

图 3-1-11　杜氏利什曼原虫前鞭毛体

（2）前鞭毛体（瑞氏或吉姆萨染色玻片标本）　油镜下观察，虫体呈梭形，前端钝圆，后端尖细，大小为(14～20)μm×(1.5～1.8)μm，细胞质呈淡蓝色，紫红色的细胞核位于虫体中央，核前有紫红色的动基体，动基体之前有一个基体，由基体向前伸出一根鞭毛，几乎与虫体等长。培养基内前鞭毛体常相互缠绕排列成菊花状（图 3-1-11，彩图 6）。

（3）传播媒介白蛉　放大镜观察，成虫体小，只有蚊的1/4～1/3，全身密布细毛。身体分为头、胸、腹三部分。头部有触角、复眼、触须，胸部驼背状，密生细毛，翅窄长直立与身体成45°角。

【作业与思考题】

（1）作业　绘杜氏利什曼原虫前鞭毛体和无鞭毛体形态结构图。

（2）思考题

①简述杜氏利什曼原虫生活史。

②如何诊断黑热病？

（二）蓝氏贾第鞭毛虫（*Giardia lamblia*）

蓝氏贾第鞭毛虫寄生于人体小肠内，引起蓝氏贾第鞭毛虫病，简称贾第虫病。

【生活史与要点】

（1）生活史　见图 3-1-12。

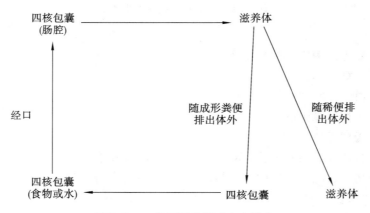

图 3-1-12　蓝氏贾第鞭毛虫生活史

（2）要点

①生活史　简单，不需要中间宿主。

②感染阶段　四核包囊。

③感染途径　经口误食或误饮被四核包囊污染的食物或水。

④寄生部位　十二指肠。

⑤致病阶段　滋养体。

⑥诊断依据　粪便中查到滋养体或包囊，十二指肠引流液中查到滋养体。

⑦防治　注意个人卫生、养成良好的饮食习惯，治疗药物为甲硝唑、呋喃唑酮、替硝唑、巴龙霉素。

【实验目的与要求】

（1）掌握蓝氏贾第鞭毛虫滋养体和包囊的形态特征。

（2）熟悉蓝氏贾第鞭毛虫的病原学诊断方法。

【形态学观察要点】

（1）蓝氏贾第鞭毛虫滋养体（铁苏木精染色玻片标本）　油镜下观察，虫体染成蓝黑色，正面观似半个纵切的倒置梨形，大小为$(10\sim20)\mu m\times(5\sim15)\mu m$，两侧对称，背部隆起，腹面前半部向内凹陷形成两个吸盘，吸盘底部并列 2 个圆形泡状核，每个核内各有 1 个大核仁位于中央。1 对轴柱纵贯虫体，轴柱中部有 1 对半月状中体。鞭毛 4 对，由两个吸盘之间的基体复合体发出，按照伸出虫体的部位分为前侧鞭毛、后侧鞭毛、腹鞭毛和尾鞭毛各一对（图 3-1-13，彩图 7）。

（2）蓝氏贾第鞭毛虫包囊（铁苏木精染色玻片标本）　油镜下观察，包囊呈卵圆形，大小为$(8\sim14)\mu m\times(7\sim10)\mu m$，囊壁厚，不着色，虫体染成蓝黑色，囊壁与虫体之间有明显的空隙，2～4 个细胞核，成熟的包囊具有四个核，常位于一端，核仁清晰，虫体可见鞭毛、轴柱及丝状物（图 3-1-14，彩图 8）。

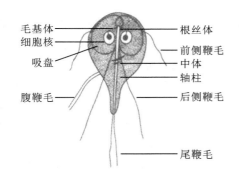

图 3-1-13　蓝氏贾第鞭毛虫滋养体

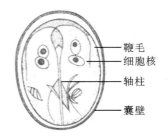

图 3-1-14　蓝氏贾第鞭毛虫包囊

（3）蓝氏贾第鞭毛虫包囊（碘液染色玻片标本）　碘液染色后包囊呈黄绿色，囊壁与虫体之间有明显的空隙，囊内结构清晰可辨。

【作业与思考题】

（1）作业　绘蓝氏贾第鞭毛虫滋养体和包囊形态结构图。

（2）思考题

①简述蓝氏贾第鞭毛虫的致病机制。

②简述蓝氏贾第鞭毛虫的病原学诊断方法和注意事项。

（三）阴道毛滴虫（*Trichomonas vaginalis*）

阴道毛滴虫生活史仅有滋养体阶段，寄生于泌尿生殖系统，引起滴虫性阴道炎、滴虫性尿道炎、滴虫性膀胱炎等泌尿生殖道感染性疾病。

【生活史与要点】

（1）生活史　见图 3-1-15。

NOTE

滋养体   ←——— 二分裂增殖 ———   滋养体
(泌尿生殖道内)   (泌尿生殖道内)

经直接接触或间接接触感染

图 3-1-15　阴道毛滴虫生活史

（2）要点

①生活史　简单，不需要中间宿主。

②感染阶段　滋养体。

③感染途径　经直接接触或间接接触在人群中传播。

④寄生部位　阴道、尿道、前列腺。

⑤致病阶段　滋养体。

⑥诊断依据　取阴道分泌物生理盐水涂片查滋养体。

⑦防治　注意个人卫生和经期卫生，不共用浴具、公共坐式马桶等，治疗药物为甲硝唑或局部使用 1：5000 高锰酸钾洗液等。

【实验目的与要求】

（1）掌握阴道毛滴虫滋养体的形态特征。

（2）熟悉阴道分泌物生理盐水直接涂片法操作步骤。

【形态学观察要点】

（1）阴道毛滴虫滋养体（吉姆萨染色玻片标本）油镜下观察，虫体呈椭圆形或梨形，大小为（7～32）$\mu m \times$（5～15）μm，胞质蓝色，虫体前 1/3 处有一个较大的椭圆形细胞核，紫红色，核的前缘有五粒排列成环形的毛基体，发出 4 根前鞭毛和 1 根后鞭毛，着粉红色。后鞭毛沿虫体向后伸展，与波动膜外缘相连，波动膜是细胞膜向外延伸的膜状物，长度一般不超过虫体长度的一半，膜的基部有一条基染色杆或称肋。一根轴柱纵贯虫体中央，并从后端伸出体外，较粗，着粉红色。轴柱对侧有一根副基纤维。胞质中含有较多深染颗粒，在轴柱和基染色杆附近较多，为该虫特有的氢化酶体（图 3-1-16，彩图 9）。

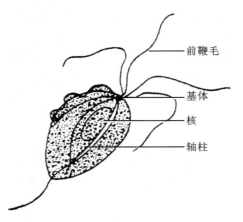

前鞭毛

基体

核

轴柱

图 3-1-16　阴道毛滴虫滋养体

（2）阴道毛滴虫滋养体（活体标本）　在洁净的载玻片中央滴加生理盐水后，用无菌棉拭子取患者阴道后穹窿分泌物，均匀涂抹制成涂片。高倍镜下观察，滋养体活动力强、形状多变，呈无色透明，基本形状为水滴状或梨形，具有折光性，虫体借助鞭毛和波动膜的摆动向前做螺旋式运动。环境温度低时要注意标本的保温，及时送检或可置于保温台上观察。

【作业与思考题】

（1）作业　绘阴道毛滴虫滋养体形态结构图。

（2）思考题

①简述滴虫性阴道炎的病原学诊断方法和操作注意事项。

②阴道毛滴虫的致病机理是什么？

（四）锥虫

锥虫寄生于人体血液和组织内，冈比亚锥虫与罗得西亚锥虫引起非洲锥虫病，又称睡眠病；枯氏锥虫是引起美洲锥虫病或称枯氏锥虫病的病原体。

NOTE

【生活史与要点】

（1）冈比亚锥虫与罗得西亚锥虫生活史 见图 3-1-17。

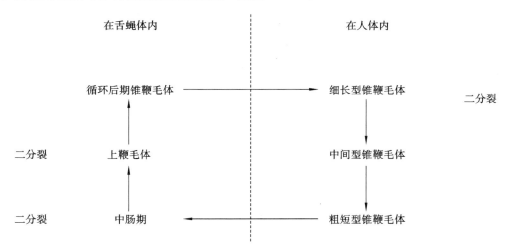

图 3-1-17 冈比亚锥虫与罗得西亚锥虫生活史

（2）枯氏锥虫生活史 见图 3-1-18。

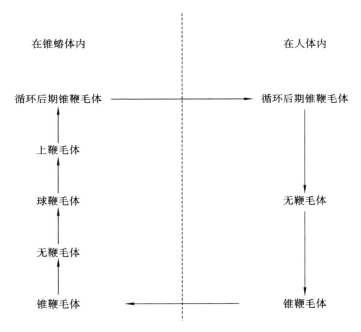

图 3-1-18 枯氏锥虫生活史

（3）冈比亚锥虫与罗得西亚锥虫要点

①生活史 复杂，需节肢动物媒介传播。

②感染阶段 循环后期为锥鞭毛体。

③感染途径 舌蝇刺吸血液。

④寄生部位 血液。

⑤致病阶段 锥鞭毛体。

⑥诊断依据 血液中检出锥鞭毛体。

⑦防治 消灭舌蝇，治疗药物为苏拉明。

（4）枯氏锥虫要点

①生活史 复杂，需节肢动物媒介传播。

②感染阶段 循环后期为锥鞭毛体。

NOTE

③感染途径　循环后期锥鞭毛体随锥蝽粪便经人皮肤破损处、口腔、鼻腔黏膜和眼结膜进入人体;锥蝽吸血。

④寄生部位　血液。

⑤致病阶段　锥鞭毛体。

⑥诊断依据　血液中检出锥鞭毛体。

⑦防治　消灭锥蝽,治疗药物为苄硝唑、硝基呋喃类衍生物硝呋莫替。

【实验目的与要求】

(1) 熟悉冈比亚锥虫与罗得西亚锥虫锥鞭毛体的形态特征。

(2) 熟悉枯氏锥虫锥鞭毛体的形态特征。

【形态学观察要点】

(1) 冈比亚锥虫与罗得西亚锥虫锥鞭毛体　细长型锥鞭毛体长 20~40 μm,宽 1.5~3.5 μm,前端较尖细,游离鞭毛可长达 6 μm,动基体位于虫体近末端,腊肠状;粗短型锥鞭毛体长 15~25 μm,宽 3.5 μm,游离鞭毛短于 1 μm 或不游离,动基体位于虫体近末端。鞭毛从虫体后端发出沿边缘向虫体前端游离,与虫体表面波动膜相连。吉姆萨染液染色后的血涂片中观察,细胞质呈淡蓝色,核居中,为红色或紫红色,波动膜为淡蓝色,动基体为深红色,点状。细胞质中含有深蓝色的异染质颗粒。

(2) 枯氏锥虫　无鞭毛体呈球形或卵圆形,大小为 2.4~6.5 μm,有核和动基体,或有很短的鞭毛。锥鞭毛体长 11.7~30.4 μm,宽 0.7~5.9 μm,动基体独立可见,近动基体旁有一基体和鞭毛袋。鞭毛自核的后方向前延伸,与虫体附着形成波动膜,鞭毛前端游离。在血液内,外形如新月状或"C"形。

【作业与思考题】

(1) 作业　绘冈比亚锥虫与罗得西亚锥虫锥鞭毛体形态结构图。

(2) 思考题

①简述冈比亚锥虫与罗得西亚锥虫虫体在人体内形态变化特征。

②简述枯氏锥虫在人体内不同发育阶段的特点。

三、孢子虫

(一) 疟原虫(*plasmodium*)

疟原虫是脊椎动物的细胞内寄生虫,经按蚊传播,感染后导致疟疾。寄生于人体的疟原虫共有四种,在我国分布最广、最常见的是间日疟原虫和恶性疟原虫。

【生活史与要点】

(1) 生活史　见图 3-1-19。

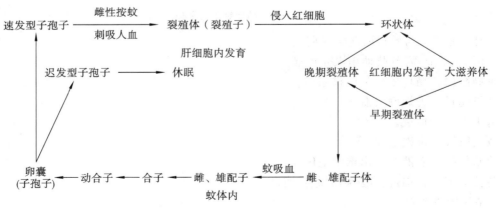

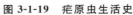

图 3-1-19　疟原虫生活史

（2）要点

①生活史　人是疟原虫的中间宿主，蚊是疟原虫的终宿主。

②感染阶段　子孢子是疟原虫的感染期。

③感染途径　蚊叮人吸血，经皮肤进入人体。

④寄生部位　在人体内的发育分红外期发育和红细胞内期发育两个阶段。

⑤致病阶段　疟原虫的红内期裂体增殖是其主要致病阶段，疟疾发作表现为周期性的寒战、发热、出汗退热。患者常出现贫血、脾肿大等现象。

⑥诊断依据　一般是采集患者外周血，制成厚、薄血涂片，查到红内期疟原虫即可确诊；免疫学方法主要检测血清中的抗疟原虫抗体或检测血清循环抗原。

⑦防治　治疗患者和带虫者，防蚊灭蚊。

【实验目的与要求】

（1）掌握人体间日疟原虫和恶性疟原虫在红细胞内各期形态特征及鉴别要点。

（2）掌握疟原虫薄、厚血膜的制作和染色方法。

（3）了解疟原虫免疫学诊断方法。

（4）了解与感染、致病、诊断有关的疟原虫生活史阶段。

【形态学观察要点】

（1）红细胞内期疟原虫形态观察（瑞氏染色玻片标本）

①间日疟原虫（*Plasmodium vivax*）

a.环状体（彩图10）　直径约为正常红细胞的1/3，粗大，常位于受染红细胞的中央，细胞质染成蓝色，核1个，呈小圆点偏于环的一边，中间为空泡，形似红宝石戒指。被寄生的红细胞常胀大。

b.滋养体（彩图11）　虫体的细胞质以伸出伪足的方式增大，核变大，胞质外形不规则，胞质内有散在分布的黄棕色、烟丝状疟色素。被寄生的红细胞胀大可达1倍，颜色变淡，内含有被染成淡红色的小点，称为薛氏点。

c.裂殖体（彩图12、彩图13）　核分裂后胞质随之分裂，分裂的胞质包绕一个胞核，形成裂殖子，含有裂殖子的虫体成为裂殖体；成熟裂殖体含12～24个椭圆形裂殖子，排列不规则。红细胞胀大，疟色素集中在其中央。胞质内含薛氏点。

d.配子体　雄配子体（彩图14）：胞质疏松，色浅蓝略带红色，核较大，淡红色，位于虫体的中央。红细胞胞质呈紫蓝色，疟色素分散在胞质中。雌配子体（彩图15）：胞质致密，色深蓝，虫体较大，占满胀大的红细胞，核较小，深红色，偏于一侧，疟色素分散。

②恶性疟原虫（*Plasmodium falciparum*）

a.环状体（彩图16）　直径为红细胞的1/6～1/5，环较小纤细，一般位于受染红细胞边缘。常见多个虫体寄生在1个红细胞内。1个环状体可有1个核，2个核也很常见。

b.配子体　雄配子体（彩图17）：两端钝圆呈香蕉状，胞质色蓝略带红色，核大而疏松，淡红色位于虫体中央；疟色素黄棕色，小杆状，在核周围较多。雌配子体（彩图18）：两端较尖呈新月形。胞质蓝色，核较小而致密，深红色位于虫体中央；疟色素深褐色，多在核周围。

③三日疟原虫（*Plasmodium malariae*）

a.环状体　环较粗大，约为红细胞直径的1/3，胞质深蓝色。

b.滋养体　呈带状或卵圆形，胞质内少有空泡，少见伪足，胞质分布不均匀，可呈大环状，有1个大空泡；疟色素出现早，深褐色，颗粒状，沿虫体边缘分布。

c.裂殖体　成熟裂殖体含有6～12个裂殖子，排列规则，呈花瓣状，疟色素集中在中央，颗粒粗大，呈深棕色。

d.配子体　与间日疟原虫配子体相似，但虫体外形较规则，多呈圆形；疟色素多而粗大；红细胞大小无改变。

（2）病理标本

①按蚊胃壁上的卵囊（玻片标本）：低倍镜观察，按蚊胃壁上有圆形突出的囊状物即为卵囊。

②子孢子（玻片标本）：虫体细长如梭形，两端尖细，稍弯曲，核染成紫红色，位于中央，胞质呈天

NOTE

57

蓝色(彩图19)。

（3）病原学诊断

①血涂片制作　可以在同一张玻片上制作厚血膜和薄血膜：取待检静脉血4～5 μL(火柴头或米粒大小)血滴置于载片的中央偏右1/3,由里向外划圈涂成直径为0.8～1.0 cm厚薄均匀、圆形厚血膜,厚血膜的厚度以一个油镜视野内可见到5～10个白细胞为宜。厚血膜晾干后需进行溶血处理。另取血液1.0～1.5 μL,置于载玻片中央,将推片的一端置于血滴之前,当血液在载玻片与推片之间向两侧扩展至约2.0 cm宽时,使推片与载片成25°～35°角,待血液沿推片下缘散开后,匀速快捷向前推进,推成舌状薄血膜,长2.0～2.5 cm(图3-1-20)。

②血涂片染色

a.吉姆萨染色法　此法染色效果好,血膜褪色慢,保存时间久,但染色时间较长。方法:用蜡笔在涂有血膜的玻片上划出染色范围,取蒸馏水或PBS缓冲液2 mL加吉姆萨染液1～2滴,混匀,将混匀后的染液滴于薄、厚血膜上,室温置20～30 min后,水洗晾干后镜检。

b.瑞氏染色法　此法操作简便,多用于临床快速诊断,但保存时间短。血膜晾干后,用蜡笔划出染色范围。滴几滴蒸馏水在厚血膜上,溶血5 min,倾去溶血液。向薄血膜上加瑞氏染色液5～8滴,覆盖整个血膜,1～2 min后滴加等量磷酸盐(pH 6.4～6.8)缓冲液,用洗耳球轻吹玻片使液体混匀后,把染液引到厚血膜上,染色10 min,用流水缓慢从玻片一端冲洗(不可先倒去染液后再冲洗)数秒,晾干镜检。

③结果　厚血膜上疟原虫虫量多,容易查到,但虫体变形,不易观察。薄血膜能鉴别疟原虫虫种。一张良好的薄血片在显微镜下观察可见到红细胞均匀平铺,没有互相牵连和重叠现象。着色较好的血膜,红细胞呈淡红色,嗜酸性粒细胞颗粒呈鲜红色,中性粒细胞核呈紫蓝色,淋巴细胞及疟原虫细胞质呈蓝色或淡蓝色,疟原虫核呈红色。

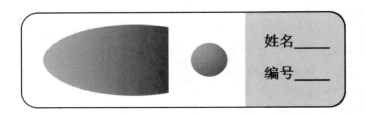

图 3-1-20　薄、厚血膜大小和位置示意图

（4）免疫学诊断　通过双抗体夹心ELISA或胶体金免疫层析(ICT)等方法检测疟疾患者血清中的循环抗体和循环抗原。利用血清学方法检测疟原虫的循环抗原能更好地说明受检对象是否存在活动感染。如采用快速诊断试剂盒检测疟原虫抗原。

①操作方法:取全血10 μL,加至测试条上,再加1滴试剂A(含溶血缓冲液和胶体金标记的特异性抗体),待吸干后,加1滴试剂B(洗涤缓冲液),直至吸干。不同试剂盒按该产品说明书操作。

②结果判断:试纸条上方出现一条不连贯的红色条带,为质控条带,表示操作规范。无线性条带为阴性;可见线性条带比质控条带颜色浅为＋;可见线性条带颜色同质控条带为＋＋;可见线性条带颜色比质控条带略深为＋＋＋;可见线性条带颜色深于质控条带为＋＋＋＋。

（5）分子生物学检测　近年来已建立应用核酸探针技术和PCR技术检测疟疾患者血清中疟原虫DNA的新方法。DNA探针检测疟原虫的核酸,或PCR法扩增少量疟原虫的DNA具有良好的特异性和敏感性,为提高疟疾的检出率提供了快速诊断方法。但实验技术条件要求较高,现场应用受到限制。

【作业与思考题】

（1）作业　绘间日疟原虫、恶性疟原虫各期形态图,标注虫体重要结构名称。

（2）思考题

①间日疟原虫与恶性疟原虫的鉴别要点要有哪些?

②如何制作一张良好的厚、薄血膜涂片,两者有哪些优、缺点?

(二)刚地弓形虫(*Toxoplasma gondii*)

刚地弓形虫是寄生于人和多种动物细胞内的原虫,虫体成弓形,简称弓形虫,为机会致病原虫,可寄生于人和动物的有核细胞内,引起人畜共患的弓形虫病。

【生活史与要点】

(1)生活史 见图 3-1-21。

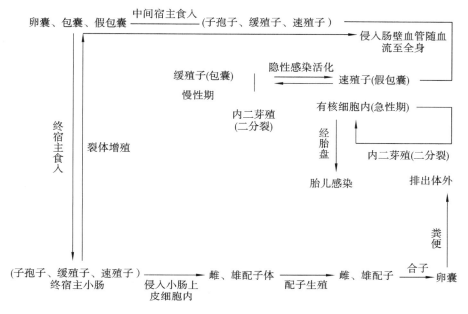

图 3-1-21 刚地弓形虫生活史

(2)要点

①生活史有 5 种不同形态的阶段 在中间宿主(人及其他动物)体内的滋养体、包囊和在终宿主(猫科动物)小肠上皮细胞内的裂殖体、配子体、卵囊。

②感染阶段 弓形虫的卵囊、包囊或假包囊被人吞食后,子孢子、缓殖子和速殖子进入人的血液、淋巴组织、肠外的各个组织器官及单核-巨噬细胞系统。

③感染途径 经口误食含弓形虫的肉制品,经损伤的皮肤或黏膜,接触被卵囊污染的土壤、水源等均可感染,弓形虫还可经胎盘垂直传播,引起死产、流产、畸胎及精神发育障碍等。

④寄生部位 除成熟红细胞外的有核细胞内均可寄生。

⑤致病阶段 速殖子期是弓形虫的主要致病阶段。

⑥诊断依据 采用胸水、腹水、羊水、脑脊液、血液、脑组织和其他可疑病变活检标本做涂片染色或组织切片检查,查到虫体即可确诊。但病原学检查阳性率不高。免疫学检测主要检测血清中循环抗原和抗弓形虫特异性抗体 IgG 和 IgM。

⑦防治 加强饮食卫生管理,不吃生或半生的肉制品,不养猫等宠物;定期对孕妇进行弓形虫常规检查,以防治先天性弓形虫病的发生。

【实验目的与要求】

(1)掌握弓形虫滋养体(速殖子)、包囊和卵囊的形态特征。

(2)熟悉弓形虫的血清学检测方法。

(3)了解弓形虫的生活史、致病机制及对人体的危害。

【形态学观察要点】

(1)滋养体(瑞氏染色玻片标本) 亦称速殖子(图 3-1-22,彩图 20),虫体呈弓形,月牙状或香蕉状,虫体长 4～7 μm,一端较钝圆,一端较尖细。胞质染成蓝色,胞核染成紫红色,核位于虫体中

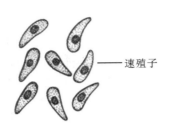

图 3-1-22　刚地弓形虫滋养体

央,在核与尖端之间有染成浅红色的颗粒(即副核体)。巨噬细胞内含有多个速殖子的集合体称为假包囊(彩图 21),宿主细胞核常被挤向一边。

(2)包囊(瑞氏染色玻片标本)　包囊呈圆形或卵圆形,大小差别很大(直径 5~100 μm),囊壁不着色,囊内含数个或数千个缓殖子,缓殖子略小,形态与速殖子相似(彩图 22)。

(3)卵囊(猫粪生理盐水涂片)　圆形或椭圆形,大小为 10~12 μm;具两层光滑透明的囊壁,内充满均匀小颗粒。成熟卵囊含 2 个孢子囊,每个分别由 4 个子孢子组成。

【病原学诊断】直接涂片或组织切片检查:用脑脊液、羊水、肺泡灌洗液或骨髓、血液、淋巴结、胎盘、心内膜组织、脑组织和其他可疑的病变活检标本,做涂片染色(瑞氏或吉姆萨染色参见疟原虫染色)或组织切片检查弓形虫,镜检可找到滋养体或包囊,但阳性率不高。亦可做直接免疫荧光染色法观察特异性反应,可提高虫体检出率。

【免疫学诊断】主要检测血清中的抗弓形虫特异性抗体,该法简单易行,敏感性和特异性较好,是弓形虫病诊断、流行病学调查的常用方法。由于弓形虫在人体细胞内可长期存在,故检测抗体一般难以区别现症感染或以往感染,可根据抗体滴度的高低变化加以判断。常进行 IgG 抗体和 IgM 抗体测定,IgM 抗体的出现和消失均比 IgG 抗体早,IgM 是急性感染出现较早的敏感标志,因此广泛用于诊断急性感染和判别孕妇的感染是发生在孕前还是在怀孕期间。

(1)染色试验(DT)　经典的特异血清学方法。采用活滋养体在有致活因子的参与下与样本内特异性抗体作用,阳性者多数虫体表膜被破坏而不为亚甲蓝所染,镜检时见半数以上虫体不被蓝染者为阳性,半数以上虫体被蓝染者为阴性。

(2)间接血凝试验(IHA)　有较好的特异性、灵敏性,操作简易,适用于流行病学调查或临床抗体筛查性检测,应用广泛。

(3)间接免疫荧光抗体试验(IFA)　以整虫为抗原,采用荧光标记的二抗检测特异抗体。适用于临床早期诊断。

(4)酶联免疫吸附试验(ELISA)　用于检测宿主的特异循环抗体或虫体抗原,已有多种改良法广泛用于早期急性感染和先天性弓形虫病的诊断。

【分子生物学检测】PCR 扩增技术检测具有敏感、特异、快速、可重复和操作简便等优点,它可测定液体和组织中的弓形虫 DNA,用于诊断先天性弓形虫病、眼弓形虫病、脑弓形虫病和弥漫性弓形虫病。PCR 技术检测羊水中的弓形虫 DNA,既可早期诊断又不伤害胎儿,对产前诊断胎儿的先天性弓形虫病有重要的临床意义。此外,还可测定艾滋病患者的脑组织、脑脊液、玻璃体液、房水、支气管肺泡灌注液和血液中的弓形虫 DNA。

【作业与思考题】

(1)作业　绘制弓形虫滋养体形态图,并标注重要结构名称。

(2)思考题

①急性弓形虫病的主要致病阶段是哪一个时期?

②目前临床诊断弓形虫病最常用的辅助诊断方法是什么?

(三)隐孢子虫(*Cryptosporidium*)

隐孢子虫可寄生于人与动物体内,该虫是机会致病原虫,主要引起以腹泻为主的隐孢子虫病,寄生于人体的种类主要是微小隐孢子虫。

【生活史与要点】

(1)隐孢子虫生活史　见图 3-1-23。

(2)要点

①生活史　裂体增值、配子生殖和孢子生殖均在同一宿主体内完成。不需要更换宿主,人、牛、

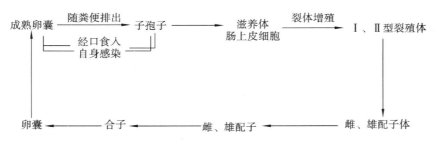

图 3-1-23 隐孢子虫生活史

羊、猫、犬为适宜宿主。

②感染阶段 卵囊是隐孢子虫的感染阶段。

③寄生部位 小肠上皮细胞刷状缘,空肠近端是该虫最常见的寄生部位。

④致病阶段 机会致病原虫,水样腹泻是隐孢子虫病的主要临床特征。

⑤诊断依据 粪便、呕吐物或痰中找到卵囊可作为确诊依据。免疫学检测方法主要是采用 ELISA、IFAT 方法检测患者血清中特异性抗体,或用特异性抗体的间接荧光抗体试验检测卵囊抗原。

⑥防治注意个人卫生,加强粪便管理,避免与患者、病畜接触。

【实验目的与要求】

(1) 掌握隐孢子虫卵囊的形态特点及检查方法。

(2) 熟悉隐孢子虫的血清学检测方法。

(3) 了解隐孢子虫的生活史、致病机制及对人体的危害。

【形态学观察要点】卵囊(金胺-酚-抗酸染色玻片标本)圆形或椭圆形,直径 4～6 μm,成熟卵囊内含 4 个裸露的子孢子和一团残留体,子孢子为月牙形,卵囊为玫瑰红色,背景为蓝绿色,内部结构清晰(彩图 23)。

【病原学诊断】检查方法多用粪便直接涂片染色法。常采用检查方法为金胺-酚-改良抗酸染色法检查隐孢子虫卵囊。

【免疫学诊断】常用 ELISA、IFAT 检测患者血清中特异性抗体。免疫学检测有较高的特异性、敏感性、稳定性和重复性,可以检测人畜粪便、血清、十二指肠液中的 IgG、IgM、IgA 水平。

【分子生物学检测】应用 PCR 技术检测粪便标本中的隐孢子虫卵囊 DNA,特异性强,敏感性高,但粪便中杂质多,干扰大。

【作业与思考题】

(1) 作业 绘隐孢子虫卵囊形态图,并标注卵囊重要结构名称。

(2) 思考题 什么是机会致病性感染?

四、结肠小袋纤毛虫(*Balantidium coli*)

结肠小袋纤毛虫寄生于人体结肠内,可侵犯宿主的肠壁黏膜组织,引起结肠小袋纤毛虫痢疾。

【生活史与要点】

(1) 结肠小袋纤毛虫生活史 见图 3-1-24。

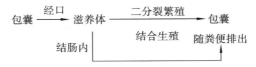

图 3-1-24 结肠小袋纤毛虫生活史

(2) 要点

①生活史 人体最大的寄生原虫,不需要中间宿主,人、猪为适宜宿主,生活史有滋养体和包囊

NOTE

61

两个阶段。

②感染阶段　包囊随污染的食物、饮水经口感染宿主。

③感染途径　食入包囊污染的食物和饮水而感染。

④寄生部位　主要寄生在结肠,也可寄生于回肠,引起结肠小袋纤毛虫性痢疾。

⑤致病阶段　滋养体寄生于结肠,大量繁殖后可分泌透明质酸酶并借助机械运动侵犯结肠黏膜,引起溃疡,多数感染者无症状,急性期患者可有腹痛腹泻和黏液血便等。

⑥诊断依据　粪便直接涂片法查到滋养体或包囊可确诊。

⑦防治　注意个人卫生和饮食卫生,避免虫体污染食物和水源。

【实验目的与要求】

(1)掌握结肠小袋纤毛虫包囊的形态特点。

(2)掌握结肠小袋纤毛虫滋养体的形态特点。

(3)了解结肠小袋纤毛虫生活史、致病机制及对人体的危害。

【形态学观察要点】

(1)滋养体(铁苏木素染色玻片标本)　虫体呈椭圆形,无色透明或淡灰略带绿色,大小为(30～200)μm×(25～120)μm,是寄生于人体最大的原虫。虫体体表披有较多的纤毛,活滋养体可借纤毛的摆动呈迅速旋转式移动。虫体极易变形,前端有一凹陷的胞口,虫体中、后部各有一伸缩泡,苏木素染色后1个肾形的大核和1个圆形的小核,后者位于前者的凹陷处(图3-1-25,彩图24)。

(2)包囊(铁苏木素染色玻片标本)　呈圆形或椭圆形,直径40～60μm,淡黄或淡绿色,囊壁较厚而透明,分内外两层,囊内细胞质呈颗粒状,染色后可见胞核(图3-1-26,彩图25)。

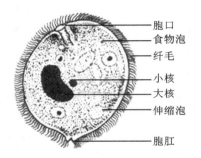

胞口
食物泡
纤毛
小核
大核
伸缩泡
胞肛

图 3-1-25　结肠小袋纤毛虫滋养体

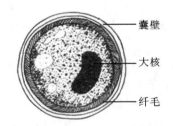

囊壁
大核
纤毛

图 3-1-26　结肠小袋纤毛虫包囊

【病原学诊断】多采用粪便直接涂片法,由于结肠小袋纤毛虫滋养体在人体的肠腔内很少形成包囊,所以粪便中查到滋养体可确诊。标本宜新鲜,反复送检可提高检出率。由于虫体较大,一般不易漏检。

【作业与思考题】

(1)作业　绘结肠小袋纤毛虫滋养体、包囊形态图,并标注重要结构名称。

(2)思考题　引起腹泻的原虫有哪些?

(芦亚君　莫非)

第二节　医学线虫

一、似蚓蛔线虫(*Ascaris lumbricoides*)

似蚓蛔线虫又称蛔虫,是最常见的人体消化道寄生虫,成虫寄生于人体小肠,引起蛔虫病。

【生活史与要点】

（1）生活史　见图 3-2-1。

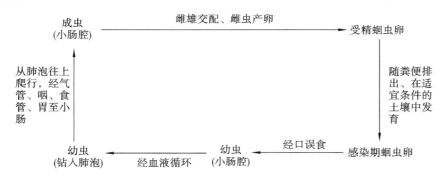

图 3-2-1　似蚓蛔线虫生活史

（2）要点

①生活史　简单，不需要中间宿主，即直接型生活史。

②感染阶段　感染期蛔虫卵。随宿主粪便排出的受精卵，在温暖、潮湿、氧气充足的土壤中发育为感染期卵，时间约需 3 周。

③感染途径　经口误食或误饮被感染期卵污染的食物或水。

④寄生部位　成虫寄生于小肠，主要在空肠。

⑤幼虫和成虫　幼虫自小肠孵出后，侵入肠黏膜和黏膜下层，钻入静脉或淋巴管，在人体内有肠外移行过程，经 2～2.5 个月返回小肠发育为成虫。成虫自然寿命约 1 年。

⑥致病阶段　在蛔虫感染过程中，幼虫和成虫均可对宿主造成损害，主要致病期是成虫。

⑦诊断依据　粪便中查到虫卵或成虫是蛔虫感染的病原学诊断依据，常用诊断方法为粪便生理盐水直接涂片法。

⑧蛔虫病防治　驱虫（阿苯达唑），粪便无害化管理，开展健康教育，养成良好的饮食卫生习惯。

【实验目的与要求】

（1）掌握受精蛔虫卵、未受精蛔虫卵的形态结构特点。

（2）掌握蛔虫病的首选诊断技术：粪便生理盐水直接涂片法。

（3）熟悉脱蛋白膜蛔虫卵、感染期蛔虫卵的形态结构特点。

（4）熟悉蛔虫成虫的外部形态特征及内部结构、蛔虫唇瓣的形态特征。

（5）观察胆道蛔虫病及蛔虫性阑尾炎的病理标本，加深对蛔虫致病性的了解。

【形态学观察要点】

（1）成虫

①蛔虫成虫大体标本　肉眼观察：成虫为长圆柱形，活时呈淡黄色或淡红色，死后为灰白色；虫体的体表有环状纤细横纹，两侧各有一条白色的侧线；虫体头端钝圆。蛔虫成虫为雌雄异体：雌虫较雄虫粗大，雌虫长 20～35 cm，尾端呈圆锥形；雄虫长 15～31 cm，尾端向腹部弯曲，有交合刺一对（图 3-2-2，彩图 26）。

②蛔虫成虫唇瓣标本　切片封片制作，低倍镜下观察。三片唇瓣排列成品字形，一片在背侧，称为背唇，两片在腹侧称为腹唇，三片唇瓣中央可见口孔，唇瓣内缘有细齿，外缘有感受乳突和头感器（图 3-2-3，彩图 27）。

③蛔虫成虫解剖标本　肉眼观察，主要为消化系统和生殖系统。

a. 消化系统　虫体正中纵行的粗大管状结构为消化系统，由口腔、食道、中肠、直肠及肛门组成。

b. 生殖系统　雄虫：单管型，末端较细部分是睾丸，依次膨大为输精管、储精囊、射精管，末端与直肠相连而成泄殖腔，开口于虫体后端的腹面，1～2 根交合刺自泄殖腔背侧伸出。雌虫：双管型，末端较细部分为卵巢，依次膨大为输卵管、子宫。两支子宫末端合并形成阴道，开口于虫体腹面的阴门。

NOTE

63

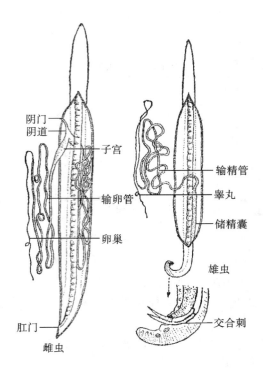

图 3-2-2　蛔虫成虫生殖系统示意图

（2）虫卵　虫卵封片，低倍镜观察。

①受精蛔虫卵　宽椭圆形，棕黄色，大小（45～75）μm×（35～50）μm。卵壳厚而透明，自外向内分为三层：受精膜、壳质层和蛔甙层，但在光镜下不能区分；卵壳外被一层凸凹不平的蛋白质膜，在肠道内被胆汁染成棕黄色。粪便刚排出时，虫卵内含一个球形卵细胞，两端有新月形空隙（图3-2-4，彩图28）；如粪便放置一段时间，因卵细胞分裂，新月形空隙逐渐消失（彩图29）。

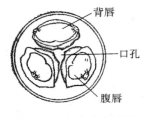

图 3-2-3　蛔虫成虫唇瓣

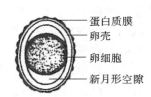

图 3-2-4　受精蛔虫卵

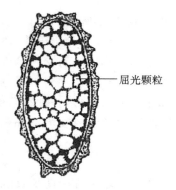

图 3-2-5　未受精蛔虫卵

②未受精蛔虫卵　长椭圆形，棕黄色，大小（88～94）μm×（44～49）μm。卵壳与蛋白质膜均较受精蛔虫卵薄。卵内含大小不等的屈光颗粒（图3-2-5，彩图30）。

③脱蛋白质膜蛔虫卵　受精蛔虫卵与未受精蛔虫卵均可脱掉外层的蛋白质膜，使虫卵表面恢复光滑、卵壳颜色恢复为无色透明，但卵内结构不变。应注意与钩虫卵相区别。

（3）病理标本（液浸标本或病理切片标本）

①蛔虫性肠梗阻　可看到大量虫体扭结成团，阻塞肠道。

②蛔虫性阑尾炎　可看到蛔虫钻入阑尾。

【作业与思考题】

（1）作业　绘受精蛔虫卵与未受精蛔虫卵形态结构图。

（2）思考题

①如何区别受精蛔虫卵与未受精蛔虫卵？

NOTE

②便后不洗手,污染手部的蛔虫卵经口食入是否会引起感染?

③实验室如何诊断蛔虫病?

二、毛首鞭形线虫(*Trichuris trichiura*)

毛首鞭形线虫又称鞭虫,成虫主要寄生于人体盲肠,引起鞭虫病。

【生活史与要点】

(1)生活史 见图 3-2-6。

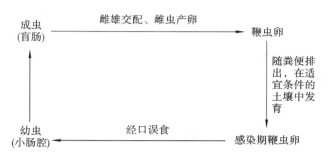

图 3-2-6 毛首鞭形线虫生活史

(2)要点

①生活史 简单,与蛔虫生活史较相似,不需要中间宿主,即直接型生活史。

②感染阶段 感染期鞭虫卵。随宿主粪便排出的鞭虫卵,在温暖、潮湿、氧气充足的土壤中发育为感染期卵,时间约需 3 周。

③感染途径 经口误食或误饮被感染期卵污染的食物或水。

④寄生部位 成虫寄生于盲肠,感染严重时也可寄生于结肠、直肠甚至回肠下端。

⑤幼虫和成虫 感染后约 1 h 幼虫孵出于小肠腔,无肠外移行过程,钻入小肠上皮内摄取营养,经 8~10 天后回到肠腔,再移行至盲肠发育为成虫。鞭虫成虫细长的前端钻入盲肠上皮层内,以血液和组织液为食。成虫自然寿命 3~5 年。

⑥致病阶段 鞭虫成虫。

⑦诊断依据 粪便中查到鞭虫卵是鞭虫感染的病原学诊断依据,可采用粪便直接涂片法、沉淀集卵法、饱和盐水浮聚法及定量透明法等。

⑧鞭虫病防治 驱虫(阿苯达唑),粪便无害化管理,开展健康教育,养成良好的饮食卫生习惯。

【实验目的与要求】

(1)掌握鞭虫卵的形态特征。

(2)熟悉鞭虫成虫的形态特征。

(3)观察鞭虫寄生于盲肠的病理标本,加深对鞭虫致病特点的了解。

【形态学观察要点】

(1)成虫 鞭虫成虫大体标本:肉眼观察。成虫外形似马鞭,虫体前 3/5 呈细线状,后 2/5 粗如鞭柄。雌虫长 30~50 mm,尾部较粗钝;雄虫稍小,长 30~45 mm,尾部向腹面呈环状卷曲(彩图 31)。

(2)虫卵 虫卵封片,低倍镜观察。鞭虫卵比蛔虫卵小,(50~54)μm×(22~23)μm。呈纺锤形或腰鼓形,黄褐色,卵壳较厚,卵的两端各有一个透明塞状突起,称为透明栓。虫卵随粪便排出时,卵内含一未分裂的卵细胞(图 3-2-7,彩图 32)。

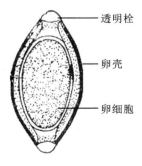

图 3-2-7 鞭虫卵

【作业与思考题】

(1)作业 绘鞭虫卵形态结构图。

(2)思考题 鞭虫和蛔虫的生活史有何异同点?

三、蠕形住肠线虫(*Enterobius vermicularis*)

蠕形住肠线虫又称蛲虫,成虫主要寄生于人体小肠末端、盲肠和结肠,也可异位寄生于泌尿生殖系统、阑尾等部位,引起蛲虫病。本病是儿童常见的寄生虫病,易在家庭和幼儿园、小学等儿童集聚的环境中引起传播。

【生活史与要点】

(1)生活史　见图3-2-8。

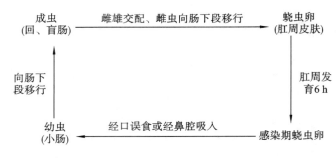

图 3-2-8　蠕形住肠线虫生活史

(2)要点

①生活史　简单,不需要中间宿主,即直接型生活史。

②感染阶段　感染期卵。雌虫在宿主肛周产卵,虫卵约6h后直接在肛周发育为感染期卵。

③感染途径　感染期卵经肛门—手—口途径或经鼻腔吸入而感染。

④寄生部位　成虫寄生于人体肠腔内,主要在盲肠、结肠及回肠下段。

⑤幼虫和成虫　感染期卵在十二指肠内孵出幼虫,幼虫沿小肠下行,在结肠发育为成虫。雌雄交配后,雄虫很快死亡而被排出体外;雌虫子宫内充满虫卵,当宿主睡眠,肛门括约肌松弛时,雌虫向下移行至肛门外,产卵于肛门周围。

⑥致病阶段　成虫。

⑦诊断依据　肛周查到虫卵或成虫是蛲虫感染的病原学诊断依据,常用诊断技术为肛门拭子法,包括透明胶纸法与棉签拭子法。

⑧蛲虫病防治　驱虫(阿苯达唑),儿童集聚场所勤开展消毒等环境卫生措施,教育儿童养成良好的卫生习惯。

【实验目的与要求】

(1)掌握蛲虫卵的形态结构特点。

(2)掌握蛲虫病的首选诊断技术:肛门拭子法。

(3)熟悉蛲虫成虫形态特征、蛲虫头翼与咽管球的形态特征。

【形态学观察要点】

(1)成虫

①蛲虫成虫大体标本　肉眼观察。虫体细小,乳白色,呈线头样,有头翼和咽管球。雌虫8~13 mm长,虫体中部膨大,尾端长直而尖细,生殖系统为双管型;雄虫较小,仅2~5 mm长,尾部向腹面卷曲,有交合刺一根(彩图33)。

②蛲虫成虫头部标本　玻片标本,低倍镜观察。蛲虫无论雌雄,其头部都有头翼,咽管上都有咽管球,这两个结构是鉴定蛲虫的重要依据(图3-2-9,彩图34)。

(2)虫卵　虫卵封片,高倍镜观察。蛲虫卵比蛔虫卵小,(50~60)μm×(20~30)μm。无色透明,柿核形,两侧不对称,一侧扁平,另一侧凸出。卵壳较厚,卵内含有一条幼虫。因虫卵无色透明,故应将光圈缩小,以便于寻找,低倍镜下找到后移至视野的中心,换高倍镜观察(图3-2-10,彩图35)。

NOTE

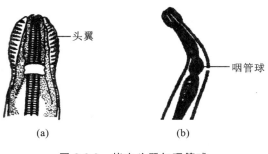

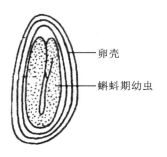

图 3-2-9 蛲虫头翼与咽管球

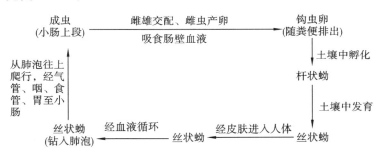

图 3-2-10 蛲虫卵

【作业与思考题】

（1）作业 绘蛲虫卵形态结构图。

（2）思考题

①为什么蛲虫病诊断不用粪便标本检查？

②用肛门拭子法检查未发现蛲虫卵时，还有什么办法？

四、十二指肠钩口线虫和美洲板口线虫（*Ancylostoma duodenale and Necator americanus*）

十二指肠钩口线虫和美洲板口线虫分别简称为十二指肠钩虫和美洲钩虫，统称为钩虫，成虫寄生于人体小肠，以血液为食，引起钩虫病。

【生活史与要点】

（1）生活史 见图 3-2-11。

图 3-2-11 钩虫生活史

（2）要点

①生活史 简单，不需要中间宿主，即直接型生活史。两种钩虫生活史基本相似。

②感染阶段 丝状蚴。随宿主粪便排出的钩虫卵，在温暖、潮湿、氧气充足的土壤中，卵内细胞不断分裂，经 1～2 天，自卵内孵出杆状蚴，以土壤中细菌及有机物为食，经 7～8 天发育，蜕皮 2 次成为丝状蚴，具有感染宿主的能力，又称感染期幼虫。

③感染途径 多为经皮肤感染人体，少数丝状蚴也可经口侵入口腔、食管黏膜感染人体，或经胎盘、母乳感染。

④寄生部位 成虫寄生于人体小肠。

⑤幼虫和成虫 丝状蚴经皮肤进入皮下血管后在人体内有肠外移行过程，约经 1 周到达小肠发育为成虫。十二指肠钩虫成虫自然寿命约 7 年，美洲钩虫成虫自然寿命约 5 年。

⑥致病阶段 在钩虫感染过程中，丝状蚴和成虫均可对宿主造成损害，主要致病阶段是成虫。

⑦诊断依据 粪便中查到虫卵是钩虫感染的病原学诊断依据，常用诊断技术为饱和盐水浮聚法。

⑧钩虫病防治 驱虫（阿苯达唑），粪便无害化管理，做好个人皮肤防护。

NOTE

67

【实验目的与要求】

(1)掌握钩虫卵的形态结构特点,并注意与脱蛋白质膜受精蛔虫卵的区别。

(2)掌握十二指肠钩虫与美洲钩虫成虫的形态鉴别方法。

(3)掌握钩虫病的首选诊断技术:饱和盐水浮聚法。

(4)观察钩虫成虫寄生在肠黏膜的大体标本,加深对钩虫致病性的了解。

【形态学观察要点】

(1)成虫

①钩虫成虫大体标本 成虫细长,长约 1 cm,活时为淡红色,半透明,死后呈灰白色。虫体前端较细,略向背侧仰屈。十二指肠钩虫头端与尾端均向背面弯曲,虫体呈"C"字形,美洲钩虫头端向背面弯曲,尾端向腹面弯曲,虫体呈"S"形(彩图 36)。

②钩虫成虫口囊标本 压片封片制作,低倍镜下观察。钩虫成虫头端有 1 个发达的角质口囊,呈圆形或椭圆形,十二指肠钩虫口囊腹侧缘有 2 对锋利的钩齿(彩图 37),美洲钩虫口囊腹侧缘有 1 对柔和、略呈半月形的板齿(彩图 38)。

③钩虫雄虫尾端标本 压片封片制作,低倍镜下观察。钩虫雄虫尾端膨大,其角皮层向后延伸形成膜质交合伞,内有肌肉性质的幅肋支撑。幅肋分为背、侧与腹幅肋,其中背幅肋的形状是鉴定虫种的重要依据,十二指肠钩虫的背幅肋基部为 1 支,远端分 2 支,每支再分 3 小支;美洲钩虫的背幅肋基部为 2 支,每支再分 2 小支。交合伞内还有两根从泄殖腔伸出的细长可收缩的交合刺,十二指肠钩虫两刺呈长鬃状,末端分开;美洲钩虫两刺合并成一刺,末端呈倒钩状,一刺包裹在另一刺的凹槽内。两种钩虫成虫形态主要鉴别点见表 3-2-1(彩图 36)。

表 3-2-1　十二指肠钩口线虫与美洲板口线虫的鉴别

鉴别点	十二指肠钩虫	美洲钩虫
大小	较大,雌虫 1 cm 左右,雄虫小于 1 cm	较小
体态	头和体弯曲一致,呈"C"形	头和体弯曲相反,呈"S"形
口腔	内含两对钩齿	内含一对半月形板齿
雄虫交合刺	两根、末端分开	两根、末端合并成一倒钩
雌虫尾刺	有	无
雄虫背幅肋	远端分两支,每支又分三小支	近端分两支,每支再分二小支

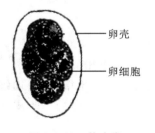

图 3-2-12　钩虫卵

(2)虫卵 虫卵封片,低倍镜观察。

①钩虫卵 椭圆形,大小与受精蛔虫卵相似,为(57～76)μm×(36～40)μm;卵壳极薄,无色透明,卵内含已分裂的多个卵细胞,新鲜粪便标本中多为 4～8 个卵细胞,卵壳与卵细胞之间有明显空隙。在便秘者的粪便内或粪便放置时间过久时,卵细胞可继续分裂呈桑椹状(图 3-2-12,彩图 39)。

②钩虫卵与脱蛋白质膜受精蛔虫卵的鉴别见表 3-2-2。

表 3-2-2　钩虫卵与脱蛋白质膜受精蛔虫卵的鉴别

鉴别点	脱蛋白质膜蛔虫卵	钩虫卵
卵壳	较厚	较薄
卵细胞	1 个	多个
壳与卵细胞的间隙	在卵细胞两端各有新月形空隙	在卵细胞周围有环绕一圈的空隙

(3)病理标本(液浸标本或病理切片标本) 钩虫成虫寄生在肠黏膜的大体标本,注意观察钩虫用腹齿咬住肠黏膜、固定于肠壁的状态。

NOTE

【作业与思考题】
（1）作业　绘钩虫卵形态结构图。
（2）思考题
①比较两种钩虫（十二指肠钩虫与美洲钩虫）的异同点。
②比较钩虫卵饱和盐水漂浮法和钩蚴培养法的优、缺点。

五、粪类圆线虫（*Strongyloides stercoralis*）

粪类圆线虫是一种兼性寄生虫，生活史复杂，包括在土壤中完成的自生世代和在宿主体内完成的寄生世代。在寄生世代中，成虫主要在宿主（如人、狗、猫、狐狸等）小肠内寄生，幼虫可侵入肺、脑、肝、肾等组织器官，引起粪类圆线虫病。

【生活史与要点】
（1）生活史　见图3-2-13。

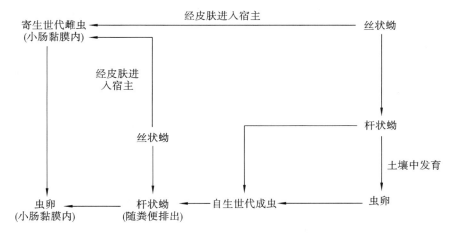

图 3-2-13　粪类圆线虫生活史

（2）要点
①生活史　包括在土壤中完成的自生世代和在宿主体内完成的寄生世代。
②感染阶段　丝状蚴。
③感染途径　经皮肤黏膜感染。
④寄生部位　成虫寄生于人体小肠，雌虫多埋藏于小肠黏膜内。
⑤自生世代　外界生活的成虫在温暖、潮湿的土壤中产卵，数小时内虫卵孵出杆状蚴，1～2天经4次蜕皮后发育为自生世代的成虫。在外界环境条件适宜时，自生世代可多次进行，此过程称为间接发育。当外界环境不利于虫体发育时，从卵内孵出的杆状蚴蜕皮两次，发育为丝状蚴。此期幼虫对宿主具有感染性，可经皮肤或黏膜侵入人体，开始寄生世代，此过程称为直接发育。
⑥寄生世代　丝状蚴侵入人体皮肤后，经静脉系统、右心至肺，穿过肺毛细血管进入肺泡后，大部分幼虫沿支气管、气管逆行至咽部，随宿主的吞咽动作进入消化道，钻入小肠黏膜，蜕皮2次，发育为成虫。少数幼虫在肺部和支气管也可发育成熟。寄生在小肠的雌虫多埋藏于小肠黏膜内，并在此产卵。虫卵发育很快，数小时后即可孵化出杆状蚴，并自黏膜内逸出，进入肠腔，随粪便排出体外。被排出的杆状蚴，既可经2次蜕皮直接发育为丝状蚴感染人体，也可在外界进行间接发育为自生世代的成虫。
⑦致病阶段　丝状蚴和成虫均可对宿主造成损害。
⑧诊断依据　粪便、痰中查到杆状蚴或丝状蚴是粪类圆线虫感染的病原学诊断依据，常用诊断技术为沉淀法。
⑨粪类圆线虫病防治　驱虫（阿苯达唑），粪便无害化管理，做好个人皮肤防护。

NOTE

【实验目的与要求】

（1）了解粪类圆线虫卵形态特征。

（2）了解粪类圆线虫成虫形态特征。

【形态学观察要点】

（1）成虫　大体标本，肉眼观察。雄虫短小，长约 0.7 mm，宽 0.04～0.06 mm。雌虫长约 2.2 mm，宽 0.04～0.06 mm，虫体半透明，体表具细横纹，尾尖细，末端略呈锥形，口腔短，咽管细长，为体长的 1/3～2/5。生殖器官为双管型，子宫前后排列，各含虫卵 8～12 个，单行排列。阴门位于距尾端 1/3 处的腹面。观察成虫，注意其大小、形状及颜色等。

（2）虫卵　虫卵封片，低倍镜观察。虫卵形似钩虫卵，但较小，部分卵内含胚幼。

【思考题】粪类圆线虫与钩虫的生活史有何异同点？

六、旋毛形线虫(*Trichinella spiralis*)

旋毛形线虫简称旋毛虫，可寄生于人及多种动物宿主体内，成虫寄生于小肠内、幼虫寄生于同一宿主的横纹肌组织引起旋毛虫病。

【生活史与要点】

（1）生活史　旋毛虫在哺乳动物体内发育生活史见图 3-2-14，在人体内发育生活史见图 3-2-15。

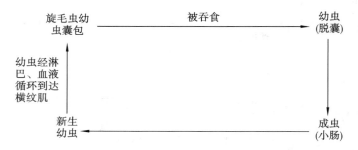

图 3-2-14　旋毛虫在哺乳动物体内发育生活史

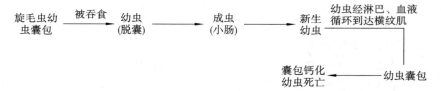

图 3-2-15　旋毛虫在人体内发育生活史

（2）要点

①生活史　人感染旋毛虫后，1 个月内形成新的囊包，半年后多数钙化，幼虫逐渐死亡，少数钙化囊包内的幼虫可存活数年。人不是旋毛虫的传染源。

②感染阶段　幼虫囊包。

③感染途径　食入未煮熟或生的含有活幼虫囊包的动物肉类及其制品。

④寄生部位　成虫主要寄生于宿主十二指肠和空肠上段，幼虫寄生于横纹肌组织内（成虫与幼虫寄生于同一宿主，完成生活史必须要更换其他宿主）。

⑤幼虫和成虫　幼虫历经 4 次蜕皮发育为成虫，成虫一般可存活 1 个月，有的可达 3～4 个月。

⑥致病阶段　以幼虫为主，成虫亦可致病。

⑦诊断依据　取腓肠肌或肱二头肌进行活组织检查，查到旋毛虫幼虫囊包即可确诊。

⑧旋毛虫病防治　首选药物为阿苯达唑，加强肉类食品卫生检查、检疫，改变不当的食肉方式。

NOTE

【实验目的与要求】

（1）掌握旋毛虫幼虫囊包的形态特征。

（2）了解旋毛虫成虫形态特点。

【形态学观察要点】

（1）成虫（液浸标本）　乳白色，细小线状，后端稍粗。雄虫大小为(1.4～1.6)mm×0.04 mm，雌虫为(3.0～4.0)mm×0.06 mm（图3-2-16，彩图40，彩图41）。

（2）囊包（染色标本）　幼虫囊包呈梭形，其长轴与肌纤维走向相平行，大小为(0.25～0.5)mm×(0.21～0.42)mm，囊内可见1～2条盘曲的幼虫。囊包壁由内外两层构成，由成肌细胞蜕变和结缔组织增生形成（图3-2-17，彩图42）。

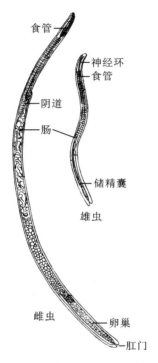

图 3-2-16　旋毛虫成虫示意图

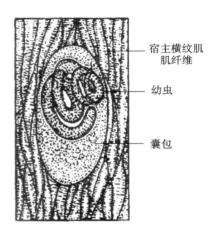

图 3-2-17　旋毛虫幼虫囊包示意图

【作业与思考题】

（1）作业　绘旋毛虫幼虫囊包图。

（2）思考题

①旋毛虫的致病过程分为哪几个时期？有何临床表现？

②如何诊断旋毛虫病？

七、马来布鲁线虫(*Brugia malayi*)及班氏吴策线虫(*Wuchereria bancrofti*)

丝虫是由吸血节肢动物传播，寄生于人体及其他节肢动物的一类寄生线虫的总称。丝虫成虫可寄生于人和动物的淋巴系统、皮下组织、体腔和心血管等处，引起丝虫病。

【生活史与要点】

（1）生活史　见图3-2-18。

（2）要点

①生活史　马来布鲁线虫及班氏吴策线虫分别又称马来丝虫和班氏丝虫，两者生活史基本相似，都需要经过两个发育阶段，即幼虫在中间宿主蚊体内的发育及成虫在终宿主人体内的发育和生殖。

②感染阶段　微丝蚴进入中间宿主蚊体内发育为感染期幼虫，称为丝状蚴。

NOTE

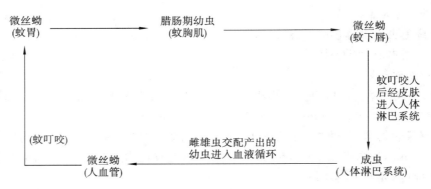

图 3-2-18　丝虫生活史

③感染途径　经过蚊的叮咬经皮肤使人感染。

④寄生部位　成虫寄生于人的淋巴系统内,雌雄虫交配后,雌虫产出微丝蚴,微丝蚴由淋巴系统进入血液循环,在外周血中的出现具有夜现周期性。

⑤幼虫和成虫　微丝蚴的寿命一般为 2～3 个月,成虫寿命一般为 4～10 年,个别可长达 40 年。

⑥致病阶段　目前认为丝虫的成虫、感染期蚴、微丝蚴对人体均有致病作用。

⑦诊断依据　丝虫病的诊断主要靠病原学诊断,方法主要为,采用血液样本检查微丝蚴,亦可采用体液或尿液样本检查微丝蚴。

⑧丝虫病防治　本病应采取消灭传染源和防治虫媒相结合的综合防治措施。

【实验目的与要求】掌握两种微丝蚴的形态特征,并能鉴别两种微丝蚴。

【形态学观察要点】

(1) 微丝蚴

①班氏微丝蚴(玻片标本,彩图 43)　低倍镜下观察,虫体为蓝紫色,线形,虫体外披有一层鞘膜,由虫体两端伸出体外。高倍镜下虫体细长,体态弯曲自然、柔和(图 3-2-19(a))。头间隙较短,长宽比为 1∶(1～2)(图 3-2-19(c))。体核圆形或椭圆形,排列整齐均匀,清晰可数。尾端无尾核(图 3-2-19(d))。

②马来微丝蚴(玻片标本,彩图 44)　低倍镜下观察,虫体为蓝紫色,线形,虫体外披有一层鞘膜,从虫体两端伸出。高倍镜下虫体细长,体态弯曲僵硬,大弯上有小弯(图 3-2-19(b))。头间隙较长,长宽比为 2∶1(图 3-2-19(c))。体核椭圆形,大小不等,排列紧密,常相互重叠,核间隙不清晰。尾部尖细,有两个前后排列的尾核,尾核处角皮略膨大(图 3-2-19(d))。

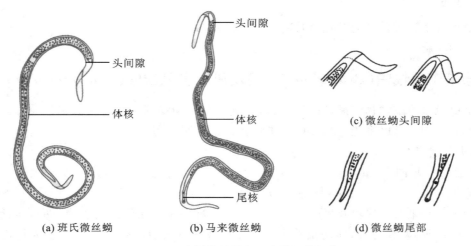

(a) 班氏微丝蚴　　　　(b) 马来微丝蚴　　　　(c) 微丝蚴头间隙
　　　　　　　　　　　　　　　　　　　　　　　　(d) 微丝蚴尾部

图 3-2-19　班氏微丝蚴和马来微丝蚴示意图

NOTE

（2）两种微丝蚴的主要形态鉴别要点见表3-2-3。

表 3-2-3 班氏微丝蚴和马来微丝蚴的鉴别要点

鉴别要点	班氏微丝蚴	马来微丝蚴
大小	$(244～296)\mu m×(5.3～7.0)\mu m$	$(177～230)\mu m×(5～6)\mu m$
体态	柔和、自然	僵硬、大弯上有小弯
头间隙（长：宽）	较短(1：1或1：2)	较长(2：1)
体核	圆形或椭圆形，大小均匀，清晰可见	椭圆形，大小不等，不易分清
尾核	无	有两个，前后排列

【作业与思考题】

（1）作业 绘两种微丝蚴形态图。

（2）思考题

①两种微丝蚴形态鉴别有何要点？

②如何诊断丝虫病？诊断时应注意什么？

八、广州管圆线虫（*Angiostrongylus cantonensis*）

广州管圆线虫成虫寄生于鼠类肺部血管，幼虫偶可寄生人体中枢神经系统引起嗜酸性粒细胞增多性脑膜脑炎或脑膜炎等。

【生活史与要点】

（1）生活史 见图3-2-20。

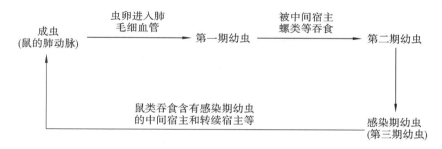

图 3-2-20 广州管圆线虫生活史

（2）要点

①生活史 一般认为人是本虫的非适宜宿主，生活史属于间接型，有转续宿主。

②感染阶段 第三期幼虫。

③感染途径 人是由生食或半生食含第三期幼虫的中间宿主或转续宿主而感染的，生吃被幼虫污染的蔬菜、瓜果或喝含幼虫的生水亦可感染。

④寄生部位 成虫寄生于鼠类肺部血管，幼虫偶可寄生于人体中枢神经系统。

⑤幼虫和成虫 由于人为非适宜宿主，故而在人体内的第三期幼虫通常滞留在中枢神经系统。

⑥致病阶段 多侵犯人体中枢神经系统（第四期幼虫或成虫早期阶段），引起以脑脊液嗜酸性粒细胞显著增高为特征的脑膜炎或脑膜脑炎。最明显的症状是急性剧烈头痛、颈强直等脑膜脑炎表现。

⑦诊断依据 病原学检查为取受检者脑脊液，离心，取沉渣，检查幼虫或发育期成虫；免疫学检测常用酶联免疫吸附试验（ELISA）、间接荧光抗体试验（IFA）检测血液和脑脊液中抗体或循环抗原。

⑧广州管圆线虫病防治 积极做好灭鼠工作以控制传染源对预防本病有重要意义。

【实验目的与要求】

（1）熟悉广州管圆线虫成虫形态特点。

（2）熟悉广州管圆线虫第三期幼虫形态特征。

【形态学观察要点】

（1）成虫（液浸标本）　成虫线状，细长，体表具微细环状横纹。头端钝圆，头顶中央有一小圆口。雄虫大小为（1～26）mm×（0.21～0.53）mm。雌虫大小为（17～45）mm×（0.3～0.66）mm，尾部斜锥形，子宫白色，与充满血液的肠管缠绕成红、白相见的螺旋纹（图 3-2-21(a)、图 3-2-21(b)）。

（2）第三期幼虫（染色标本）　幼虫体表外层为无色透明有折光感的鞘膜，鞘膜内为伊红染色的细胞核的稀疏的皮层组织，鞘膜和皮层之间有间隙。虫体头端钝圆，尾部顶端骤变尖细，肛门清晰，生殖原基位于虫体背部和侧面的肠管与皮层之间（图 3-2-21(c)）。

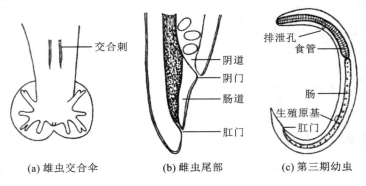

(a) 雄虫交合伞　　　　(b) 雌虫尾部　　　　(c) 第三期幼虫

图 3-2-21　广州管圆线虫

【思考题】广州管圆线虫是如何感染人的？如何预防其引起的疾病？

九、其他线虫

（一）东方毛圆线虫（*Trichostronglus orientalis*）

东方毛圆线虫是一类主要寄生于动物消化道的寄生虫，偶尔可以寄生于人体。

【生活史与要点】

（1）生活史　见图 3-2-22。

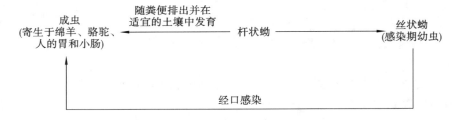

图 3-2-22　东方毛圆线虫生活史

（2）要点

①生活史　主要寄生于绵羊、骆驼等动物的胃和小肠，偶尔可寄生于人体。

②感染阶段　丝状蚴。

③感染途径　生食或含吮被丝状蚴污染的蔬菜、草叶而感染，亦可饮用含丝状蚴的生水而感染。

④寄生部位　偶尔可寄生于人体肠道。

⑤致病阶段　由本虫引起的病理改变不甚显著，腹痛症状一般较明显。

⑥诊断依据　以粪便中查到虫卵为准，也可用培养法查丝状蚴。

⑦东方毛圆线虫病防治　与钩虫相同。

【实验目的与要求】熟悉东方毛圆线虫卵的形态特点。

NOTE

【形态学观察要点】

虫卵 长圆形,透明,大小(80～100)μm×(40～47)μm。似钩虫卵而略长,一端较尖,新鲜粪便中的虫卵含有 10～20 个卵细胞。

【思考题】东方毛圆线虫是如何感染人的? 如何预防其引起的疾病?

（二）美丽筒线虫(*Gongylonema pulchrum*)

美丽筒线虫主要寄生于反刍动物和猪、猴、熊等口腔与食管黏膜和黏膜下层,偶尔可寄生于人体。

【生活史与要点】

（1）生活史 见图 3-2-23。

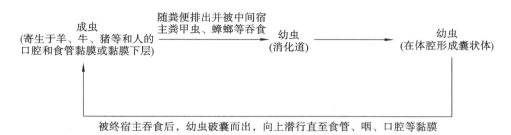

图 3-2-23 美丽筒线虫生活史

（2）要点

①生活史 主要寄生于反刍动物和猪、猴、熊等口腔与食管黏膜和黏膜下层,偶尔可寄生于人体。

②感染阶段 幼虫(形成囊状体)。

③感染途径 食入含活幼虫的昆虫。

④寄生部位 偶尔可寄生于人体肠道。

⑤幼虫和成虫 人食入含感染性幼虫的昆虫而感染,在胃内幼虫脱囊而出,成虫寿命为 1 年左右,最长可达 5 年以上。

⑥致病阶段 成虫。

⑦诊断依据 ELISA 检测特异性抗体或循环抗原,以抗体检测为主。

⑧美丽筒线虫病防治 本病防治方法:用针挑破患处黏膜,取出虫体,预后良好。加强宣传教育,注意饮食卫生,不吃甲虫和蜚蠊,不喝生水,不吃不洁的生菜。

【实验目的与要求】熟悉美丽筒线虫成虫及虫卵的形态特点。

【形态学观察要点】

（1）成虫 乳白色,细长如线状,体表有明显横纹,虫体前部表皮有许多大小不等、形状各异的角质突纵行排列。口小,有头乳突,前端两侧有 1 对颈乳突,其后为波浪状的侧翼。在反刍动物体内寄生者,雄虫大小为(21.5～62)mm×(0.1～0.3)mm,雌虫大小为(32～100)mm×(0.2～0.5)mm。寄生于人体的雄虫大小为 25.16 mm×0.2 mm,雌虫大小为 52.09 mm×0.33 mm。雄虫尾部有较宽的膜状尾翼,两侧不对称,交合刺 2 根,大小不等,形状各异。雌虫尾端呈钝锥状,略向腹面弯曲,成熟雌虫子宫内充满含幼虫的虫卵。

（2）虫卵 椭圆形,大小为(46～61)μm×(29～38)μm,,无色透明,壳厚,卵内含发育的幼虫。

【思考题】美丽筒线虫是如何感染人的? 如何预防其感染?

（三）结膜吸吮线虫(*Thelazia callipadea*)

结膜吸吮线虫主要寄生于犬、猫等动物的眼结膜囊和泪管内,偶尔可寄生于人的眼部。

【生活史与要点】

（1）生活史 见图 3-2-24。

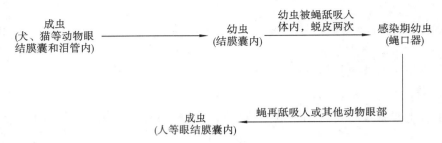

图 3-2-24　结膜吸吮线虫生活史

（2）要点

①生活史　偶尔寄生于人的眼部。

②感染阶段　感染期幼虫。

③感染途径　经蝇舐吸眼分泌物而感染。

④寄生部位　多寄生于眼结膜囊外眦侧。

⑤致病阶段　成虫。

⑥诊断依据　用镊子或棉签自眼部取出虫体后镜检虫体。

⑦结膜吸吮线虫病防治　积极做好防蝇灭蝇工作。

【实验目的与要求】熟悉结膜吸吮线虫成虫及幼虫的形态特点。

【形态学观察要点】

（1）成虫　细长，圆柱形，乳白色，半透明，虫体表面具有边缘锐利的环形皱褶，侧面观，其上下排列呈锯齿状。头端钝圆，无唇，有较大而圆的口囊。雌虫大小为(7.9～20.0)mm×(0.3～0.7)mm，子宫内充满虫卵，近阴门端子宫内的虫卵逐渐变为内含盘曲的幼虫。雄虫大小为(7.7～17.0)mm×(0.2～0.7)mm，尾端向腹面弯曲，有 2 根交合刺长短形状各异。短刺棒形，长刺杆形（彩图45）。

（2）幼虫　幼虫大小为(46～61)μm×(13～19)μm，外被鞘膜，盘曲状，尾部连一大的鞘膜囊。

【思考题】结膜吸吮线虫是如何感染人的？如何预防其感染？

（帖超男　孙雪文）

第三节　猪巨吻棘头虫

猪巨吻棘头虫（*Macracanthorhynchus hirudinaceus*）是猪小肠内常见的寄生虫，偶尔寄生于人体，引起猪巨吻棘头虫病。

【生活史与要点】

（1）生活史　见图 3-3-1。

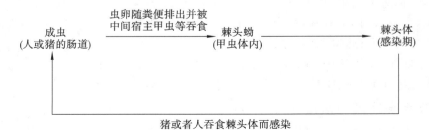

图 3-3-1　猪巨吻棘头虫生活史

（2）要点

①生活史　主要寄生于猪的小肠内，偶尔可寄生于人体，中间宿主为鞘翅目昆虫。

②感染阶段　棘头体。

③感染途径　因吞食棘头体而感染。

④寄生部位　偶尔可寄生于人体肠道。

⑤幼虫和成虫　虫卵被甲虫吞食后，发育为棘头体，时间长达 2 年左右，在人体内极少能发育成成虫。

⑥致病阶段　成虫。

⑦诊断依据　急症手术发现虫体是确诊的依据，极少也能在患者粪便中查到虫卵，免疫学诊断对本病也有一定价值。

⑧猪巨吻棘头虫病防治　猪是本病的主要传染源，人感染棘头虫主要与生食或半生食甲虫的习惯有关，加大宣传不要捕食甲虫，对猪加强饲养管理。

【实验目的与要求】熟悉猪巨吻棘头虫成虫及虫卵的形态特点。

【形态学观察要点】

（1）成虫　成虫呈乳白色或淡红色，活体时背腹略扁，固定后为圆柱形，体表有明显的横纹。虫体由吻突、颈部和躯干三部分组成。吻突呈类球形，可伸缩，其周围有 5～6 排尖锐透明的吻钩，每排 5～6 个。颈部短，与吻鞘相连，吻突可伸缩入鞘内。无口及消化道。雄虫体长 5～10 cm，尾端有一钟形交合伞；雌虫长 20～65 cm，尾端钝圆（图 3-3-2）。

（2）虫卵　虫卵呈椭圆形，棕褐色，大小为（67～110）μm×（40～65）μm，卵壳厚，一端闭合不全，呈透明状，易破裂，成熟卵内含 1 个具有小钩的幼虫，称为棘头蚴。

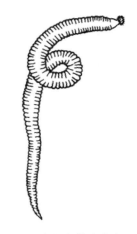

图 3-3-2　猪巨吻棘头成虫示意图

【作业与思考题】

（1）作业　绘猪巨吻棘头虫卵形态图。

（2）思考题　猪巨吻棘头虫卵是如何感染人的？ 如何预防猪巨吻棘头虫病？

（孙雪文）

第四节　医　学　吸　虫

一、华支睾吸虫（*Clonorchis sinensis*）

华支睾吸虫，又称肝吸虫。成虫寄生于人或肉食类哺乳动物的肝胆管内，引起华支睾吸虫病，又称肝吸虫病。

【生活史与要点】

（1）生活史　见图 3-4-1。

（2）要点

①生活史　复杂，需要第一和第二中间宿主。

②感染阶段　囊蚴为自然感染方式，但能排出华支睾吸虫卵的患者、带虫者和保虫宿主均为华支睾吸虫病的传染源。

③感染途径　经口误食含囊蚴的淡水鱼、虾。

④寄生部位　成虫寄生于肝胆管。

NOTE

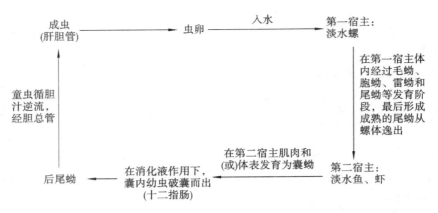

图 3-4-1　华支睾吸虫生活史

⑤幼虫和成虫　幼虫在人体内有肠外移行过程,经 2～2.5 个月发育为成虫。成虫自然寿命约 1 年。

⑥致病阶段　在华支睾吸虫感染过程中,成虫对宿主造成损害。

⑦诊断依据　粪便或十二指肠引流液中查到虫卵或成虫是华支睾吸虫感染的病原学诊断依据。

⑧华支睾吸虫病防治　驱虫(阿苯达唑),养成良好的卫生、饮食习惯。

【实验目的与要求】

(1)掌握华支睾吸虫卵的形态结构特点及华支睾吸虫病的诊断技术。

(2)熟悉华支睾吸虫的外部形态特征及内部结构。

(3)观察华支睾吸虫的中间宿主标本。

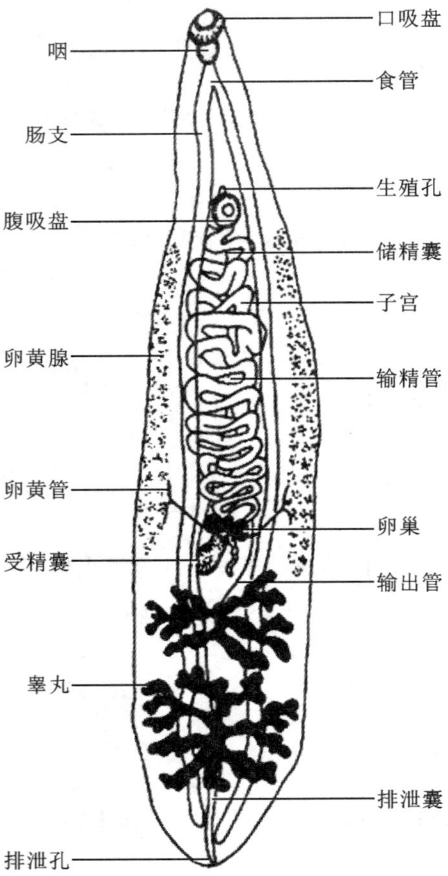

【形态学观察要点】

(1)华支睾吸虫　大体标本:肉眼观察。成虫呈长舌状或窄叶状,虫体扁平,前端稍窄,后端钝圆,形状似葵花子,活时呈淡红色、半透明,死后为灰白色。华支睾吸虫为雌雄同体。大小一般为(10～25)mm×(3～5)mm。口吸盘位于虫体前端,腹吸盘位于虫体前约 1/5 处,口吸盘较腹吸盘略大。华支睾吸虫成虫标本:显微镜观察,主要为消化系统和生殖系统(图 3-4-2,彩图 46)。

①消化系统　包括口、咽、食管、肠管。口居于口吸盘中央,咽呈球形,食管短,肠管分两支,沿虫体两侧向后延伸至后端,不汇合,末端为盲端。排泄系统的毛细管和大量焰细胞,位于虫体两侧,收集代谢废物和水,经集合管、左右 2 支总集合管,到达略弯曲呈长袋状的排泄囊,排泄囊前端位于受精囊附近,延伸至虫体末端,由排泄孔将废物排出。

②生殖系统　雌雄同体。

a.雄性生殖器官　有 2 个分支状睾丸,前后排列,占据虫体后 1/3。两睾丸各发出 1 条输出管,向前端延伸,约在虫体中部汇合成输精管,再向前逐渐膨大形成储精囊,接射精管开口于腹吸盘前端的生殖腔,无阴茎袋、阴茎和前列腺。

b.雌性生殖器官　有 1 个卵巢,边缘分叶,位于睾丸前部;输卵管连接卵巢和卵膜,卵膜周围有一群

图 3-4-2　华支睾吸虫成虫

单细胞组成的梅氏腺,腺体分泌物与卵壳的形成有关。卵膜之前是子宫,向虫体前端盘绕而上,开口于腹吸盘前端的生殖腔。

受精囊呈椭圆形,位于睾丸与卵巢之间,与输卵管相通。其旁有劳氏管,细长弯曲,与输卵管相通,开口于虫体背面,功能不详,可能为退化的阴道,用于储存过多的精子或排出过多的卵。卵黄腺呈滤泡状,从腹吸盘至受精囊水平,延伸分布于虫体两侧,各发出1条卵黄管,汇合成1条卵黄总管连接到输卵管上,分泌的卵黄细胞参与虫卵的形成。

囊蚴标本观察:显微镜观察。

椭圆形,大小平均为138 μm×115 μm,囊壁分两层,外层较厚,内层较薄,囊内幼虫口、腹吸盘可见,排泄囊呈椭圆形或三角形,内含黑褐色折光颗粒(图3-4-3)。

(2)虫卵 虫卵封片,用显微镜观察。

虫卵呈黄褐色,大小为(27~35)μm×(12~20)μm。似芝麻状,易与灵芝孢子混淆,应注意区别。虫卵一端较窄,有明显微凸的卵盖,与卵盖结合处的卵壳稍厚并隆起,形成肩峰,另一端钝圆且较宽,底部有一个小的疣状突起(简称小疣),卵内有一个成熟的毛蚴(图3-4-4,彩图47)。

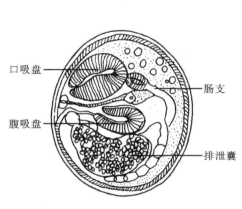

图3-4-3 华支睾吸虫囊蚴

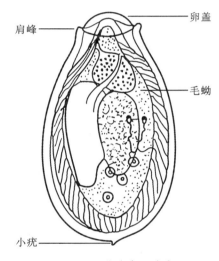

图3-4-4 华支睾吸虫卵

(3)中间宿主标本 第一中间宿主:淡水螺类。第二中间宿主:淡水鱼、虾等。

【作业与思考题】

(1)作业 绘华支睾吸虫卵形态结构图。

(2)思考题

①华支睾吸虫的终宿主、中间宿主、保虫宿主各是什么?

②如何区别华支睾吸虫卵与灵芝孢子?

③便后不洗手污染了华支睾吸虫卵,经口食入是否会引起感染?

④实验室如何诊断华支睾吸虫病?

二、布氏姜片吸虫(*Fasciolopsis buski*)

布氏姜片吸虫简称姜片虫,成虫寄生于人体小肠上段,感染严重时可扩展到胃和结肠,引起姜片虫病。

【生活史与要点】

(1)生活史 见图3-4-5。

(2)要点

①生活史 复杂,需要中间宿主。

②感染阶段 囊蚴为自然感染方式,患者、带虫者和猪是姜片虫病的传染源。

NOTE

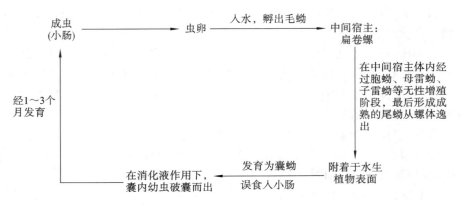

图 3-4-5　姜片虫生活史

③感染途径　经口误食含囊蚴的水生植物。

④寄生部位　成虫寄生于小肠。

⑤幼虫和成虫　幼虫在人体小肠内,经1～3个月发育为成虫。成虫自然寿命1～3年。

⑥致病阶段　在姜片虫感染过程中,主要为成虫对宿主造成损害。

⑦诊断依据　粪便中查到虫卵或成虫是姜片虫感染的病原学诊断依据。

⑧姜片虫病防治　驱虫(吡喹酮),养成良好的卫生、饮食习惯。

【实验目的与要求】

(1)掌握姜片虫卵的形态结构特点,姜片虫病的诊断技术;粪便生理盐水直接涂片法。

(2)熟悉姜片虫成虫的外部形态特征及内部结构。

(3)观察姜片虫的中间宿主标本。

【形态学观察要点】

(1)姜片虫　大体标本:肉眼观察。成虫虫体呈长椭圆形,似姜片,体表有体棘,前窄后宽,背腹扁平,活时呈肉红色,固定后呈灰白色。大小为(20～75)mm×(8～20)mm,口吸盘小,位于虫体亚前端,直径约为 0.5 mm;腹吸盘大,肌肉发达,呈漏斗状,位于口吸盘之后明显可见,是寄生人体中最大的吸虫。姜片虫成虫标本:显微镜观察,主要为消化系统和生殖系统(图 3-4-6,彩图48)。

①消化系统　有口、咽、食管和两个肠支,咽和食管短,肠支呈波浪状弯曲,向后延伸至虫体末端。

②生殖系统　雌雄同体。

a.雄性生殖器官:有 1 对呈珊瑚状分支的睾丸,前后排列于虫体的后半部,阴茎袋为长袋状。

b.雌性生殖器官:有 1 个呈佛手状分支的卵巢,位于睾丸前端。充满虫卵的子宫盘曲在卵巢与腹吸盘之间。无受精囊。卵黄腺发达,分布于虫体的两侧。生殖孔位于腹吸盘前端。

(2)虫卵　虫卵封片,用显微镜观察。

虫卵呈椭圆形,淡黄色,大小为(130～140)μm×(80～85)μm,是寄生于人体的蠕虫中最大的蠕虫卵,卵壳薄且均匀,卵盖小且不明显,卵内含 1 个卵细胞和 20～40 个卵黄细胞(图 3-4-7,彩图49)。

(3)中间宿主标本　中间宿主:扁卷螺。水生植物:荸荠、茭白等。

【作业与思考题】

(1)作业　绘姜片虫卵形态结构图。

(2)思考题

①姜片虫成虫有何形态学特点?

②实验室如何诊断姜片虫病?

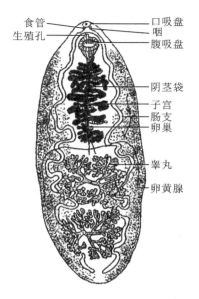

图 3-4-6　姜片虫成虫

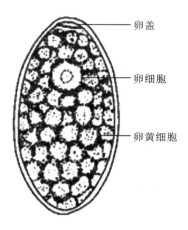

图 3-4-7　姜片虫卵

三、卫氏并殖吸虫(*Paragonimus westermani*)

卫氏并殖吸虫又称肺吸虫,成虫主要寄生于人及猫、狗等动物的肺内,引起并殖吸虫病。

【生活史与要点】

(1)生活史　见图 3-4-8。

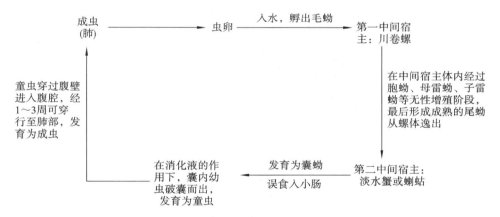

图 3-4-8　卫氏并殖吸虫生活史

(2)要点

①生活史　复杂,需要两个中间宿主。

②感染阶段　囊蚴为自然感染方式,患者和保虫宿主是并殖吸虫病的传染源。

③感染途径　经口误食含囊蚴的淡水蟹、蝲蛄。

④寄生部位　成虫寄生于肺部。

⑤幼虫和成虫　从囊蚴进入体内,在人体肠道内孵出童虫,穿过肠壁进入腹腔游窜移行入肺至发育成熟并产卵,经历 2～3 个月。童虫在移行过程中可在其他器官异位寄生,但一般不能发育成熟。成虫自然寿命 5～6 年,长者可达 20 年。

⑥致病阶段　在卫氏并殖吸虫感染过程中,主要为童虫及成虫在组织器官中的寄生、移行等造成的机械性损伤及其分泌代谢产物引起的机体免疫病理反应所致的损害。成虫寄生在各器官,可引发相应症状,如腹痛、腹泻、发热等。

⑦诊断依据　粪便或痰液中查到虫卵或成虫,或在摘除的包块中查到虫体,是卫氏并殖吸虫感

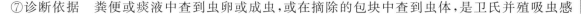

NOTE

染的病原诊断依据。

⑧并殖吸虫病防治　驱虫(吡喹酮),养成良好的卫生、饮食习惯。

【实验目的与要求】

(1)掌握卫氏并殖吸虫卵的形态结构特点及并殖吸虫病的诊断技术;粪便及痰液中的虫卵检查方法。

(2)熟悉卫氏并殖吸虫的成虫、囊蚴形态特点。

【形态学观察要点】

(1)卫氏并殖吸虫　大体标本:肉眼观察。成虫虫体呈椭圆形或梭形,虫体肥厚,背侧隆起,腹面扁平,活体呈红褐色,死后呈灰褐色。口吸盘位于虫体前端,腹吸盘位于虫体腹部中横线前,二者大小相似。虫体长 7.5～12 mm,宽 4～6 mm,厚 3.5～5 mm,长宽比约为 2∶1。卫氏并殖吸虫成虫标本:显微镜观察,主要为消化系统和生殖系统(图 3-4-9,彩图 50)。

①消化系统　有口、咽、食管和左右两个肠支,肠支沿虫体两侧向后延伸至虫体末端。

②生殖系统　雌雄同体。

a.雄性生殖器官:有分支睾丸 2 个,并列于虫体后 1/3 处。

b.雌性生殖器官:有分叶卵巢 1 个,与盘曲状的子宫左右并列于腹吸盘之后的两侧。

滤泡状卵黄囊腺密布于虫体两侧。

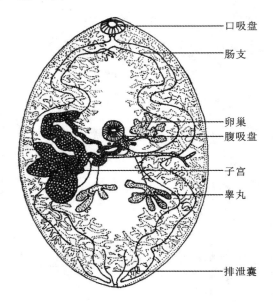

口吸盘
肠支
卵巢
腹吸盘
子宫
睾丸
排泄囊

图 3-4-9　卫氏并殖吸虫成虫

(2)虫卵　虫卵封片,用显微镜观察。

虫卵呈椭圆形,金黄色,大小为(80～118)μm×(40～60)μm。较宽一端有明显的卵盖,卵盖大,常略倾斜,也有缺卵盖者。卵壳薄厚不均匀,卵盖对侧卵壳明显增厚。从虫体排出时的虫卵,卵内含 1 个卵细胞和 10 多个卵黄细胞,卵细胞常位于虫卵中央(图 3-4-10,彩图 51)。

(3)卫氏并殖吸虫囊蚴　圆形,直径 300～400 μm,具有两层囊壁,内壁较厚,外壁薄易破裂。后尾蚴卷曲在囊内,吸盘、弯曲的肠管、黑色椭圆形排泄囊可见(图 3-4-11,彩图 52)。

【作业与思考题】

(1)作业　绘卫氏并殖吸虫卵形态结构图。

(2)思考题

①卫氏并殖吸虫成虫有何形态学特点?

②实验室如何诊断并殖吸虫病? 可从哪些标本中寻找卫氏并殖吸虫卵?

③卫氏并殖吸虫是如何到达肺部的?

NOTE

82

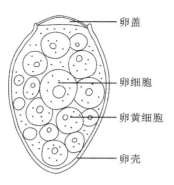

图 3-4-10 卫氏并殖吸虫卵

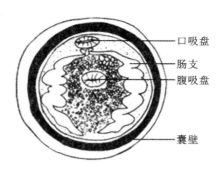

图 3-4-11 卫氏并殖吸虫囊蚴

四、斯氏狸殖吸虫(*Pagumogonimus skrjabini*)

斯氏狸殖吸虫生活史与卫氏并殖吸虫类似,终宿主为果子狸、犬、猫、豹等,人不是斯氏狸殖吸虫的理想宿主,在人体内主要以童虫的方式寄生于皮下或其他组织内。这是我国独有的并殖吸虫。人食入含囊蚴的淡水蟹,或用含囊蚴的溪水洗手而经口感染,引起斯氏狸殖吸虫病。

【生活史与要点】

(1)生活史　见图 3-4-12。

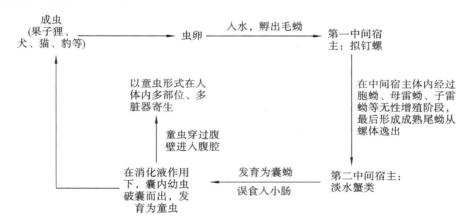

图 3-4-12　斯氏狸殖吸虫生活史

(2)要点

①生活史　复杂,需要两个中间宿主,可有转续宿主。

②感染阶段　囊蚴为自然感染方式,病畜、病兽为该病的传染源。

③感染途径　经口误食含囊蚴的淡水蟹,或用含囊蚴的溪水洗手而经口感染。

④寄生部位　以童虫形式寄生于人体皮下及其他组织、器官。

⑤致病阶段　在斯氏狸殖吸虫感染过程中,主要为童虫及成虫在组织器官中的寄生、移行等造成的机械性损伤及其分泌代谢产物引起的机体免疫病理反应所致的损害。

⑥诊断依据　皮肤型患者可采用组织活检,若检出童虫则可确诊。

⑦斯氏狸殖吸虫病防治　驱虫(吡喹酮),皮下结节或包块可经手术摘除,养成良好的卫生、饮食习惯。

【实验目的与要求】熟悉斯氏狸殖吸虫的成虫及虫卵形态特点。

【形态学观察要点】

(1)斯氏狸殖吸虫　大体标本:低倍镜或放大镜观察。虫体狭长,两端稍尖,大小为(11.0~18.5)mm×(3.5~6.0)mm,口吸盘位于虫体顶端,腹吸盘位于虫体前 1/3 处,腹吸盘略大于口吸盘。虫体前中端较宽,最宽处在体前 1/3、腹吸盘稍后水平,宽与长之比为 1:(2.4~3.2)。斯氏狸

NOTE

83

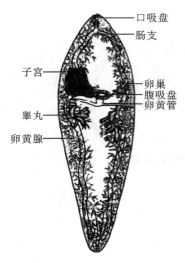

图 3-4-13　斯氏狸殖吸虫成虫

殖吸虫成虫标本：显微镜观察，主要为生殖系统（图 3-4-13，彩图 53）。

生殖系统　雌雄同体。

①雄性生殖器官　2 个长条形睾丸，有 4～6 个分支，长度可占体长的 1/7～1/4，于虫体中后段左右并列，位于卵巢、子宫下方。

②雌性生殖器官　卵巢位于腹吸盘后侧，分支如珊瑚状与子宫左右并列。卵黄腺发达，从前端到后端密集分布于虫体两侧。

（2）虫卵　虫卵封片，用显微镜观察。

虫卵呈椭圆形，不对称，大小平均为 77 μm×48 μm，金黄色，卵壳薄厚略不均匀，不及卫氏并殖吸虫卵明显，有卵盖，虫卵内有一个卵细胞和多个卵黄细胞。

（3）斯氏狸殖吸虫各期幼虫（示教标本）　主要观察尾蚴和囊蚴。尾蚴尾部短，呈圆球状。囊蚴呈球形，囊壁厚，内为卷曲的幼虫，仔细观察可看到口、腹吸盘，弯曲的肠管及排泄囊等。

（4）斯氏狸殖吸虫第一中间宿主（示教标本）　泥泞拟钉螺或微小拟钉螺，属圆口螺科的圆口螺亚科和拟钉螺亚科。

（5）斯氏狸殖吸虫第二中间宿主（示教标本）　石蟹、溪蟹。仔细观察肌肉或鳃部的白色小点，可能为寄生的囊蚴。

【作业与思考题】

（1）作业　绘斯氏狸殖吸虫卵形态结构图。

（2）思考题

①斯氏狸殖吸虫病的实验室检验方法有哪些？

②试述斯氏狸殖吸虫的生活史特点。

五、日本裂体吸虫（Schistosoma japonicum）

日本裂体吸虫又称日本血吸虫，成虫主要寄生于人和哺乳动物门脉-肠系膜静脉系统，引起血吸虫病。

【生活史与要点】

（1）生活史　见图 3-4-14。

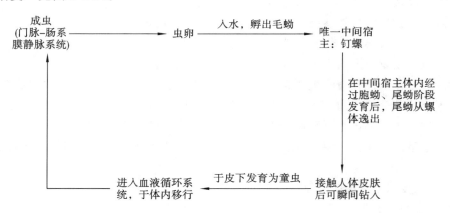

图 3-4-14　日本裂体吸虫生活史

（2）要点

①生活史　较复杂，仅有唯一的中间宿主。

②感染阶段　尾蚴为自然感染方式,患者、保虫宿主和病畜是血吸虫病的传染源。

③感染途径　皮肤接触含有尾蚴的疫水。

④寄生部位　成虫寄生于门脉-肠系膜静脉系统。

⑤幼虫和成虫　尾蚴从钉螺体内逸出,接触人体皮肤后可瞬间钻入,于皮下形成童虫,随后进入血液循环系统,在体内移行到达肠系膜静脉和肝门静脉定居、产卵。从尾蚴进入体内,经 24 天发育成熟并产卵。成虫自然寿命约 4.5 年。

⑥致病阶段　在日本裂体吸虫感染过程中,除童虫及成虫在组织器官中的寄生、移行等造成的机械性损伤外,其他损伤基本都是由日本裂体吸虫不同虫期分泌代谢产物引起的机体免疫病理反应所致的损害,故血吸虫病是一种免疫性疾病。

⑦诊断依据　粪便中查到虫卵或孵化出毛蚴,是日本裂体吸虫感染的病原诊断依据。也可通过直肠黏膜组织活检查找虫卵。

⑧防治　驱虫(吡喹酮),消灭钉螺,避免接触含有尾蚴的疫水。

【实验目的与要求】

(1)掌握日本裂体吸虫卵的形态结构特点及日本裂体吸虫病的病原学诊断方法。

(2)熟悉日本裂体吸虫的成虫、毛蚴和尾蚴形态特点。

【形态学观察要点】

(1)日本裂体吸虫

①大体标本　低倍镜下观察。

a.雄虫　虫体短粗,大小为(12～20)mm×(0.5～0.55)mm,头、尾部向中部腹面弯曲呈镰刀状。口吸盘较小,在虫体最前端,腹吸盘较大,在离口吸盘不远的腹面,突出呈杯状,腹吸盘后虫体背腹扁平,两侧向腹面卷曲形成抱雌沟。

b.雌虫　虫体圆柱形,前细后粗,较雄虫细长,大小为(20～25)mm×(0.1～0.3)mm。口腹吸盘较小,不明显。

c.雌雄合抱细长的雌虫处于粗短雄虫的抱雌沟内,其头端和尾端常伸出抱雌沟外。

②日本裂体吸虫成虫标本　雌雄异体,显微镜观察(图 3-4-15,彩图 54)。

a.雄虫　有口吸盘,中央为口,其后连接食管及肠管,无咽;肠支在腹吸盘前分成两支,至体后 1/3 处又汇合成一支,末端为盲端。睾丸 7 个,椭圆形,串珠状排列,位于腹吸盘后方背侧,每个睾丸发出的输出管汇入睾丸腹侧的输精管,向前通入储精囊,开口于腹吸盘下方的生殖孔(图 3-4-15)。

b.雌虫　消化系统与雄虫相似,内含较多红细胞被消化后的黑褐色残留物。虫体中部略后处有一个染色深呈椭圆形的卵巢,输卵管自卵巢后端发出,绕过卵巢向前与卵黄管汇合通入卵膜。卵膜周围有梅氏腺包绕。子宫长管状,位于卵巢之前两肠管之间,内含 50～100 个虫卵。卵黄腺排列于末端肠管两侧(图 3-4-15)。

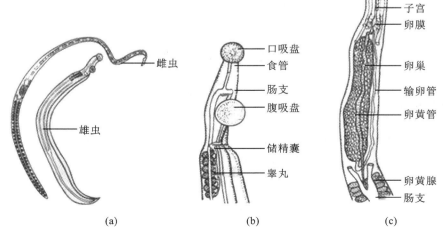

	子宫
	卵膜
雌虫	口吸盘
雄虫	食管
	肠支	卵巢
	腹吸盘	输卵管
		卵黄管
	储精囊
	睾丸	卵黄腺
		肠支

(a)　　　　　　(b)　　　　　　(c)

图 3-4-15　日本裂体吸虫成虫

NOTE

（2）虫卵　虫卵封片，用显微镜观察。虫卵呈宽椭圆形，淡黄色，大小为(74～106)μm×(55～80)μm。卵壳薄而均匀，卵壳下有薄层胚膜，无卵盖，有一个小侧棘，但常因虫卵的位置关系或被卵壳上的黏附物遮盖而不易见到，成熟虫卵内含有毛蚴，毛蚴与卵壳的间隙中常可见到由毛蚴头腺分泌的大小不一的油滴状分泌物（图 3-4-16，彩图 55）。

（3）日本裂体吸虫尾蚴　日本裂体吸虫尾蚴低倍镜下观察，大小为(280～360)μm×(60～95)μm，分体部和尾部，体部长圆形，有口、腹吸盘，腹吸盘位于体后部 1/3，两侧有 5 对穿刺腺。尾部分为尾干和尾叉（图 3-4-17，彩图 56）。

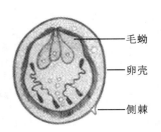

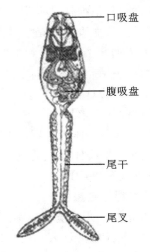

图 3-4-16　日本裂体吸虫卵　　　　　　　　　图 3-4-17　日本裂体吸虫尾蚴

（4）日本裂体吸虫中间宿主：钉螺。

（5）日本裂体吸虫寄生的病理标本：

①成虫寄生于肠系膜静脉（浸制标本）　用放大镜观察静脉内雌雄合抱的虫体，雌虫黑红色，雄虫乳白色。

②感染血吸虫病兔解剖标本　肉眼观察肝脏，可见肝脏表面及实质中有大量白色虫卵结节。

【作业与思考题】

（1）作业　绘日本裂体吸虫卵形态结构图。

（2）思考题

①描述日本裂体吸虫在人体内发育的过程及致病特点。

②日本裂体吸虫成虫寄生在肠系膜静脉内，为什么能用粪便沉淀孵化法来诊断血吸虫病？

（郭　翀）

第五节　医　学　绦　虫

一、链状带绦虫(*Taenia solium*)

链状带绦虫也称猪带绦虫、猪肉绦虫或有钩绦虫，成虫寄生于人体小肠，引起猪带绦虫病。幼虫寄生于人体皮下、肌肉、脑、眼等部位，引起囊尾蚴病。

【生活史与要点】

（1）生活史　见图 3-5-1。

NOTE

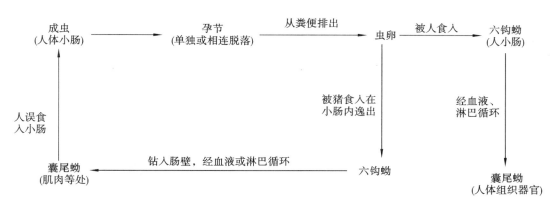

图 3-5-1 猪带绦虫生活史

（2）要点

①生活史　需要终宿主和中间宿主，人是唯一的终宿主，也可作为中间宿主；猪和野猪为主要的中间宿主。

②感染阶段　猪带绦虫病的感染阶段为囊尾蚴；囊尾蚴病的感染阶段为虫卵。

③感染途径和方式　人体猪带绦虫病是经口误食生的或未被煮熟的含有囊尾蚴的猪肉即"米猪肉"而感染的疾病；囊尾蚴病是食入虫卵而感染的疾病，囊尾蚴病的感染方式包括自体内感染、自体外感染和异体感染三种方式。

④寄生部位　成虫寄生于人体小肠，幼虫寄生于皮下、肌肉、内脏等处。

⑤幼虫和成虫　人误食"米猪肉"后，囊尾蚴在小肠内胆汁刺激下翻出头节并固着于肠壁，经过2～3个月发育为成虫。成虫在人体内寿命可达 25 年以上。人食入虫卵，虫卵在小肠孵出六钩蚴，六钩蚴钻入肠壁，经过血液或淋巴循环到达皮下及肌肉、脑、眼等组织器官发育为囊尾蚴，但不能继续发育为成虫，囊尾蚴在人体内可存活 3～10 年，甚至 15～17 年。

⑥致病阶段　猪带绦虫的成虫和幼虫对人体均有致病性。成虫可引起猪带绦虫病；幼虫可引起皮下、肌肉、脑、眼等组织或部位的囊尾蚴病，且其对人体的危害性远大于成虫。

⑦诊断依据

a.猪带绦虫病　粪便检查虫卵或孕节为病原诊断依据。因猪带绦虫卵与牛带绦虫卵相似，因此，检到虫卵只能协助诊断。可通过检测孕节，根据子宫分支的数目和特征确诊。必要时进行诊断性驱虫，可采用粪便淘洗法寻找孕节和头节，以判定虫种。

b.囊尾蚴病　视囊尾蚴寄生部位而定，如皮下及浅表部位的结节可手术摘除活检；眼部的囊尾蚴可采用眼底镜检查；脑和深部组织的囊尾蚴可用 X 线、B 超、CT、MRI 等影像学检查方法。此外，免疫学方法可作为诊断囊尾蚴病的辅助手段。

⑧防治　治疗患者，猪带绦虫病主要用槟榔-南瓜子合剂驱虫，囊尾蚴病以手术摘除为主；管理好厕所、猪圈；加强肉类食品检疫检查；加强卫生宣传教育，注意个人卫生和饮食卫生。

【实验目的与要求】

（1）掌握猪带绦虫成虫、带绦虫卵和囊尾蚴的形态特征。

（2）掌握猪带绦虫病的诊断技术：孕节检查法。

（3）熟悉猪带绦虫病和囊尾蚴病对人体的危害。

【形态学观察要点】

（1）猪带绦虫成虫

①大体标本　肉眼观察。乳白色、扁长带状，体长 2～4 m，前端较细，向后逐渐扁阔，节片较薄，略透明。虫体由头节、颈部和链体三部分构成。头节细小，后为纤细的颈部，长 5～10 mm。链体由 700～1000 个节片组成，靠近颈部的是幼节，短而宽，中部为成节，近似方形，末端的孕节最大，呈窄长方形（彩图 57）。

NOTE

②染色玻片标本　用显微镜观察。重点观察头节、成节、孕节等结构。

a.头节　近似球形，直径 0.6～1 mm，其上有 4 个吸盘，顶端有顶突，顶突上有 25～50 个小钩，排列成内外两圈，内圈的钩比外圈稍长（图 3-5-2，彩图 58）。

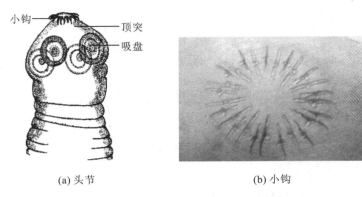

(a) 头节　　　　　　　　　　(b) 小钩

图 3-5-2　猪带绦虫成虫头节及小钩

b.成节　近似方形，每一成节均具雌雄生殖器官各一套。睾丸 150～200 个，呈滤泡状，散在于节片的两侧，输精管向一侧横走，在阴道上方与其并行，两者均开口于节片侧缘的生殖腔。子宫呈盲管状，居节片的中央。卵巢位于节片后 1/3 的中央，分三叶，除左右两叶外，在子宫与阴道间还可见一中央小叶。卵黄腺呈块状，位于卵巢之后（图 3-5-3）。

c.孕节　窄长，节片中仅见子宫，其内充满虫卵并向两侧发出树枝状分支，每侧 7～13 支，分支不整齐。每个孕节含虫卵 3～5 万个（图 3-5-4，彩图 59）。

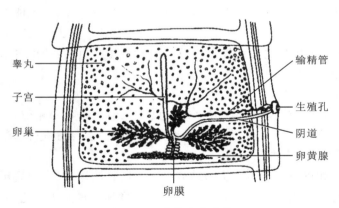

图 3-5-3　猪带绦虫成节

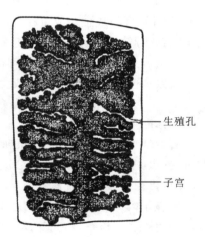

图 3-5-4　猪带绦虫孕节

（2）带绦虫卵　封片标本，用显微镜观察。链状带绦虫卵与肥胖带绦虫卵形态相似，在光镜下不易区别，统称为带绦虫卵。虫卵分完整虫卵和不完整虫卵，完整虫卵的卵壳无色透明，薄而脆，易破碎，镜检时难以见到，镜下所见通常为脱落卵壳的不完整虫卵，近似球形，直径 31～43 μm，棕黄色，外被较厚的胚膜，胚膜上具有放射状的条纹，卵内含一球形的六钩蚴，上有 3 对小钩，若标本不新鲜，则小钩难以辨认（图 3-5-5，彩图 60）。

（3）囊尾蚴

①大体标本　肉眼观察，为白色半透明的囊状物，卵圆形，约黄豆大小，囊内充满透明的液体，其内可见一米粒大小的白点，这是向内翻卷的头节。

②封片标本　用显微镜观察，囊尾蚴椭圆形或不规则状，头节盘曲在囊内，上有顶突、小钩及 4 个吸盘（图 3-5-6）。

③头节翻出的囊尾蚴　封片标本，用显微镜观察。从"米猪肉"中剥离出的囊尾蚴经胆汁刺激后头节翻出，头节呈球形，其上有 4 个杯状吸盘，吸盘中间有突出的顶突，顶突上有两圈小钩（图 3-5-7）。

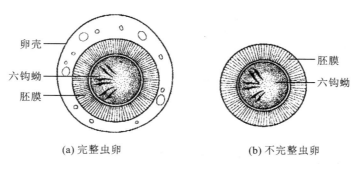

(a) 完整虫卵   (b) 不完整虫卵

图 3-5-5　带绦虫卵

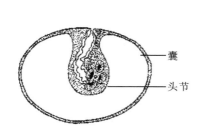

图 3-5-6　头节盘曲在囊内的囊尾蚴

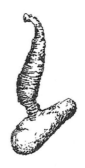

图 3-5-7　头节翻出的囊尾蚴

（4）"米猪肉"　大体标本，肉眼观察。肌纤维间可见多个乳白色、黄豆大小的囊状物（彩图61）。

（5）槟榔、南瓜子　经典的驱绦虫用中药。

【作业与思考题】

（1）作业　绘带绦虫卵与猪带绦虫孕节形态结构图。

（2）思考题

①带绦虫卵和猪带绦虫孕节有哪些形态特征？

②链状带绦虫的感染阶段是什么？

③人体感染囊尾蚴病的方式有哪几种？

④如何诊断猪带绦虫病和囊尾蚴病？

二、肥胖带绦虫（*Taenia saginata*）

肥胖带绦虫又称牛带绦虫、牛肉绦虫或无钩绦虫。成虫寄生在人体小肠，引起牛带绦虫病。

【生活史与要点】

（1）生活史　见图 3-5-8。

（2）要点

①生活史　人是牛带绦虫唯一的终宿主，牛是中间宿主。

②感染阶段　牛囊尾蚴。

③感染途径　人食入含有牛囊尾蚴的牛肉而感染。

④寄生部位　成虫寄生于人体小肠上段。

⑤幼虫和成虫　人自误食含有活牛囊尾蚴的牛肉至囊尾蚴发育为成虫需 8～10 周，成虫寿命可达 20～30 年甚至更长。

⑥致病阶段　牛带绦虫的成虫寄生于人体小肠可引起牛带绦虫病。幼虫几乎不寄生于人体，一般不会引起牛囊尾蚴病。

⑦诊断依据　本虫的孕节活动力强，常可主动自肛门逸出，可检测排出的孕节进行鉴定。粪便

NOTE

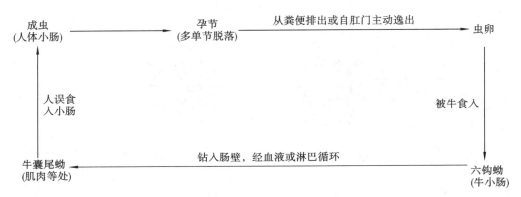

| 成虫
(人体小肠) | → | 孕节
(多单节脱落) | 从粪便排出或自肛门主动逸出 | → | 虫卵 |

人误食
入小肠

被牛食入

牛囊尾蚴
(肌肉等处) ← 钻入肠壁，经血液或淋巴循环 ← 六钩蚴
(牛小肠)

图 3-5-8 牛带绦虫生活史

中虫卵较少，采用肛门拭子法可提高虫卵检出率，但需进一步检查头节或孕节加以判断。

⑧防治 基本上同猪带绦虫。

【实验目的与要求】

（1）掌握牛带绦虫成虫的形态特征。

（2）掌握牛带绦虫病的诊断技术：孕节检查法、肛门拭子法。

（3）熟悉牛囊尾蚴的形态。

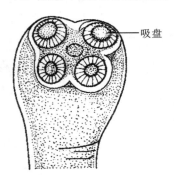

图 3-5-9 牛带绦虫头节

【形态学观察要点】

（1）牛带绦虫成虫

①大体标本 肉眼观察。虫体由头节、颈部和链体三部分构成，形态与猪带绦虫相似，但虫体较猪带绦虫长，为 4～8 m，节片肥厚，不透明。链体由 1000～2000 个节片组成（彩图 62）。

②染色玻片标本 用显微镜观察。

a.头节 略呈方形，稍大于猪带绦虫头节，直径 1.5～2.0 mm，有 4 个吸盘，无顶突和小钩（图 3-5-9，彩图 63）。

b.成节 与猪带绦虫相似，但卵巢只分左右 2 叶，无中央小叶，子宫前端常可见短小的分支，睾丸 300～400 个（图 3-5-10）。

c.孕节 子宫分支情况与猪带绦虫不同，本虫子宫分支较整齐，每侧有 15～30 支，支端多有短小的分叉（图 3-5-11，彩图 64）。

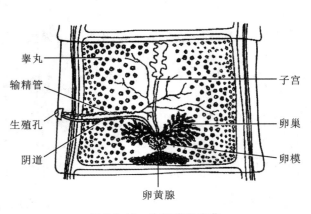

图 3-5-10 牛带绦虫成节

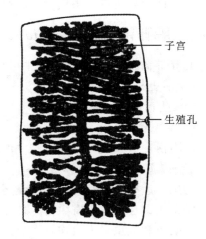

图 3-5-11 牛带绦虫孕节

（2）虫卵 封片标本，用显微镜观察（彩图 60）。

（3）牛囊尾蚴 封片标本，用显微镜观察。形态与猪囊尾蚴相似，但其头节上无顶突及小钩。牛带绦虫与猪带绦虫形态鉴别见表 3-5-1。

NOTE

表 3-5-1 牛带绦虫和猪带绦虫的形态鉴别

鉴别要点	牛带绦虫	猪带绦虫
体长	4~8 m	2~4 m
节片	1000~2000 个,较厚,不透明	700~1000 个,较薄,略透明
头节	略呈方形,无顶突和小钩	近似球形,有顶突和 2 圈小钩
成节	卵巢分左右 2 叶	卵巢分左右 2 叶和中央小叶
孕节	子宫分支较整齐,每侧有 15~30 支,支端多有分叉	子宫分支不整齐,每侧有 7~13 支
囊尾蚴	头节无顶突和小钩	头节有顶突和小钩

【作业与思考题】

(1) 作业 绘牛带绦虫孕节形态结构图。

(2) 思考题

①牛带绦虫和猪带绦虫有哪些形态区别?

②牛带绦虫和猪带绦虫对人体的危害有何不同?

③肛门拭子法为何适用于牛带绦虫感染的检查?

三、微小膜壳绦虫(*Hymenolepis nana*)

微小膜壳绦虫又称短膜壳绦虫,主要寄生于鼠类,也可寄生于人体,引起微小膜壳绦虫病。

【生活史与要点】

(1) 生活史 见图 3-5-12。

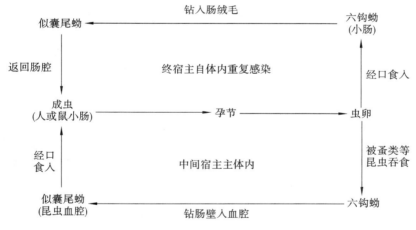

图 3-5-12 微小膜壳绦虫生活史

(2) 要点

①生活史 既可以有中间宿主,也可以没有。人和鼠类可作为其终宿主,且能在同一终宿主体内完成生活史。印鼠客蚤、犬蚤、面粉甲虫等昆虫可作为其中间宿主。

②感染阶段 虫卵或似囊尾蚴。

③感染途径和方式 以食入被微小膜壳绦虫卵污染的食物或饮入被污染的水而感染为主,此外还有自体内重复感染;误食含有似囊尾蚴的昆虫亦可造成感染。

④寄生部位 成虫寄生于人或鼠小肠。

⑤幼虫和成虫 虫卵孵出六钩蚴,六钩蚴发育为似囊尾蚴,似囊尾蚴再发育为成虫。人自误食微小膜壳绦虫卵到发育至成虫产卵需 2~4 周,成虫寿命为数周。

⑥致病阶段 本虫的成虫可寄生于人体小肠引起微小膜壳绦虫病。

⑦诊断依据 从患者粪便中检出虫卵或孕节是微小膜壳绦虫感染的病原诊断依据,采用水洗

NOTE

沉淀法或浮聚浓集法可提高虫卵检出率。

⑧防治　驱虫治疗可用吡喹酮或阿苯达唑;注意个人卫生和环境卫生,消灭鼠类和蚤类。

【实验目的与要求】

(1)掌握微小膜壳绦虫卵和孕节的形态特征。

(2)熟悉微小膜壳绦虫成虫的形态特征。

(3)掌握微小膜壳绦虫病的诊断方法。

【形态学观察要点】

(1)成虫

①大体标本　肉眼观察。乳白色,体长5~80 mm。头节细小,颈部长而纤细。链体通常由100~200个节片组成,多者可达1000个节片,节片宽度均大于长度,由前向后逐渐增大,孕节最大。各节片生殖孔均位于虫体同侧(彩图65)。

②染色玻片标本　用显微镜观察。

a.头节　呈球形,直径0.13~0.4 mm,具有4个吸盘和1个短而圆、能自由伸缩的顶突。顶突上有20~30个排成一圈的小钩(图3-5-13(a)(b))。

b.成节　有3个较大的睾丸,圆球形,横向排列于节片中部,储精囊较发达,卵巢为分叶状,位于节片中央,卵黄腺呈椭圆形,位于卵巢后方的腹面(图3-5-13(c))。

c.孕节　子宫呈袋状,内充满虫卵并占据整个节片(图3-5-13(d))。

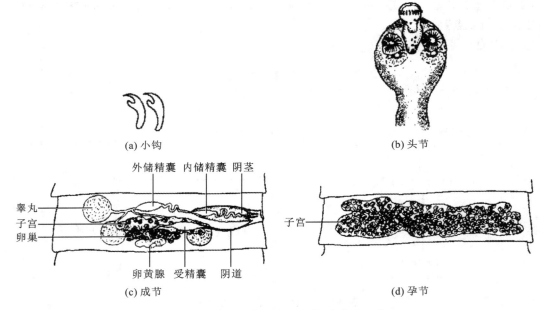

(a) 小钩　　　　　　　　　　　　　　(b) 头节

(c) 成节　　　　　　　　　　　　　　(d) 孕节

图 3-5-13　微小膜壳绦虫头节、成节和孕节

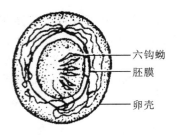

图 3-5-14　微小膜壳绦虫卵

(2)虫卵　玻片标本,用显微镜观察。

圆形或椭圆形,大小为(48~60)μm×(36~48)μm,无色透明。卵壳很薄,内有胚膜,胚膜透明,两端稍凸起并由此各发出4~8根丝状物,弯曲地延伸在胚膜和卵壳之间,胚膜内含一六钩蚴(图3-5-14,彩图66)。

【作业与思考题】

(1)作业　绘微小膜壳绦虫卵形态结构图。

(2)思考题

①微小膜壳绦虫的感染阶段是什么?

②微小膜壳绦虫感染人体的途径和方式有哪些?

NOTE

③微小膜壳绦虫卵与带绦虫卵有何不同？

四、缩小膜壳绦虫(*Hymenolepis diminuta*)

缩小膜壳绦虫又称长膜壳绦虫,是鼠类常见的寄生虫,偶可感染人体,引起缩小膜壳绦虫病。

【生活史与要点】

(1) 生活史　见图 3-5-15。

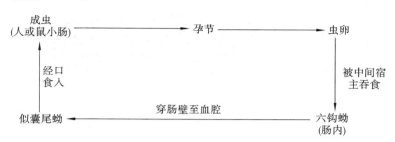

图 3-5-15　缩小膜壳绦虫生活史

(2) 要点

①生活史　需要终宿主和中间宿主。人和鼠类可作为其终宿主;中间宿主包括蚤类、甲虫、蟑螂、倍足类和鳞翅目等 60 余种昆虫。

②感染阶段　似囊尾蚴。

③感染途径　因误食含有缩小膜壳绦虫似囊尾蚴的昆虫而感染。

④寄生部位　成虫寄生于人或鼠小肠。

⑤幼虫和成虫　人自误食含有缩小膜壳绦虫似囊尾蚴的昆虫后,似囊尾蚴经 12～13 天发育为成虫。

⑥致病阶段　成虫可寄生于人体引起缩小膜壳绦虫病。

⑦诊断依据　从患者粪便中查到虫卵或孕节为缩小膜壳绦虫感染的病原诊断依据。

⑧防治　驱虫治疗同微小膜壳绦虫;严格粮食仓库的管理,积极消灭保虫宿主和中间宿主,注意个人卫生和饮食卫生。

【实验目的与要求】

(1) 掌握缩小膜壳绦虫卵和孕节的形态特征。

(2) 熟悉缩小膜壳绦虫成虫的形态特征。

(3) 掌握缩小膜壳绦虫病的诊断方法。

【形态学观察要点】

(1) 成虫

①大体标本　肉眼观察。与微小膜壳绦虫相似,但虫体较大,体长 200～600 mm,链体由 800～1000 个节片组成,生殖孔多位于虫体的一侧,开口于节片一侧的中央。

②染色玻片标本　用显微镜观察。

a. 头节　呈球形,有 4 个吸盘,顶部凹入,发育不良的顶突藏于其中,顶突不易伸缩,无小钩(图 3-5-16(a))。

b. 成节　与微小膜壳绦虫成节相似,有 3 个睾丸,偶有 2 个、4 个或 5 个(图 3-5-16(b))。

c. 孕节　子宫呈袋状,四周向内凹陷呈瓣状,内充满虫卵并占据整个节片(图 3-5-16(c))。

(2) 虫卵　玻片标本,用显微镜观察。虫卵呈圆形或稍呈椭圆形,黄褐色,较微小膜壳绦虫大,大小为(60～79)μm×(72～86)μm,卵壳较厚,胚膜两端稍隆起,但无丝状物发出,卵壳与胚膜间可见透明的胶状物,胚膜内含一个六钩蚴(图 3-5-17,彩图 67)。

缩小膜壳绦虫与微小膜壳绦虫的形态鉴别见表 3-5-2。

NOTE

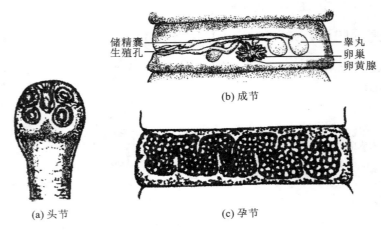

储精囊
生殖孔
　　　　　　　　　　　　　　　　　　　睾丸
　　　　　　　　　　　　　　　　　　　卵巢
　　　　　　　　　　　　　　　　　　　卵黄腺

(b) 成节

(a) 头节　　　　　　　　　　　(c) 孕节

图 3-5-16　缩小膜壳绦虫头节、成节和孕节

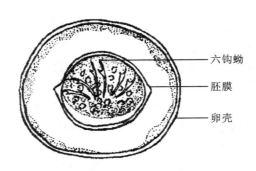

　　　　　　　　　　　　　　　　　　六钩蚴

　　　　　　　　　　　　　　　　　　胚膜

　　　　　　　　　　　　　　　　　　卵壳

图 3-5-17　缩小膜壳绦虫卵

表 3-5-2　微小膜壳绦虫与缩小膜壳绦虫的形态区别

鉴别要点	微小膜壳绦虫	缩小膜壳绦虫
虫体	小型,长 5～80 mm	中型,长 200～600 mm
节片数目	100～200 个	800～1000 个
头节	顶突发育良好,可自由伸缩,有 20～30 个小钩	发育不良,藏在头顶凹中不易伸出,无小钩
孕节	子宫呈袋状	子宫呈袋状,周围向内凹陷呈瓣状
虫卵	较小,圆形或椭圆形,大小(40～60)μm×(36～48)μm,无色透明,卵壳较薄,胚膜两端有 4～8 根丝状物	稍大,呈圆形或稍呈椭圆形,大小(60～79)μm×(72～86)μm,黄褐色,卵壳较厚,胚膜两端无丝状物,胚膜与卵壳间有透明胶状物

【作业与思考题】

(1)作业　绘缩小膜壳绦虫卵形态结构图。

(2)思考题

①缩小膜壳绦虫与微小膜壳绦虫的形态有何不同?

②实验室如何诊断缩小膜壳绦虫病?

五、细粒棘球绦虫(*Echinococcus granulosus Batsch*)

细粒棘球绦虫又称包生绦虫,幼虫寄生于人或动物体内,引起棘球蚴病(或包虫病)。

【生活史与要点】

(1)生活史　见图 3-5-18。

NOTE

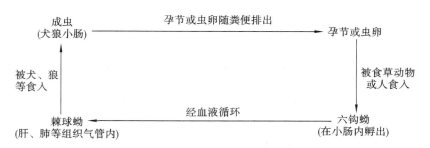

图 3-5-18 细粒棘球绦虫生活史

（2）要点

①宿主 终宿主：犬或狼等犬科食肉动物。中间宿主：人或牛、羊等食草动物。

②感染阶段 虫卵。孕节或虫卵随宿主粪便排出，污染了动物的皮毛或周围的草地、土壤、水源等，被中间宿主误食。

③感染途径 中间宿主经口误食。

④寄生部位 棘球蚴主要寄生于中间宿主人或食草动物牛、羊等的组织器官内。

⑤致病阶段 棘球蚴。

⑥幼虫和成虫寿命 棘球蚴在人体可存活 40 年甚至更久。成虫寿命 5～6 个月。

⑦致病 棘球蚴对人体的危害主要是机械性损害。

⑧诊断依据 从胸水、腹水、痰、尿液等中检获棘球蚴砂或手术摘除棘球蚴进行确诊。

⑨棘球蚴病防治 手术摘除为主，养成良好的卫生习惯，加强肉类检疫。

【实验目的与要求】

（1）掌握细粒棘球绦虫卵和幼虫棘球蚴的形态结构特点。

（2）熟悉细粒棘球绦虫病病原学诊断方法。

（3）了解细粒棘球绦虫成虫的外部形态特征及内部结构。

【形态学观察要点】

（1）细粒棘球绦虫 浸制标本，肉眼观察。小型绦虫，体长 2～7 mm，多由头颈部、幼节、成节、孕节各一节组成，偶见 2 节。

（2）细粒棘球绦虫 玻片标本，用显微镜观察。头节梨形，直径约 0.3 mm，头节上有顶突和四个吸盘。顶突有很强的伸缩能力，其上有两圈大小相间，放射状排列的小钩，28～50 个，成节生殖孔开口于节片一侧中部略后位置，内有睾丸 45～65 个，均匀分布于生殖孔水平线前后方。孕节长度超过虫体长度一半，生殖孔开口于节片中部，子宫呈不规则的囊状结构（图 3-5-19，彩图 68）。

（3）虫卵 虫卵封片，用显微镜观察。与猪带绦虫卵、牛带绦虫卵相似。

（4）棘球蚴砂 封片标本，用显微镜观察。

①原头蚴 椭圆形或圆形，大小约为 170 μm×122 μm，头节内陷，吸盘、顶突、小钩均陷入体内。每个棘球蚴内可有数千上万甚至上百万的原头蚴。也可见到头节外翻的原头蚴，吸盘、顶突、小钩清晰可见（图 3-5-20，彩图 69）。

②生发囊 生发层形成囊腔，包裹数个至数十个原头蚴，直径约 1 mm。

（5）棘球蚴 病理标本，肉眼观察。有棘球蚴寄生的牛、羊等食草动物的肝、肺组织，受染脏器表面能看到一个或数个大小不等的囊状物，剥去外层的宿主组织包膜，可见乳白色、半透明粉皮状囊壁。棘球蚴囊内充满无色或淡黄色囊液，脱落的原头蚴、生发囊及子囊悬浮于囊液中，统称为棘球蚴砂（图 3-5-21，彩图 70）。

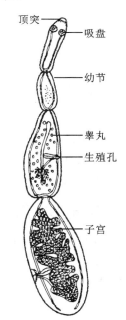

图 3-5-19 细粒棘球绦虫成虫

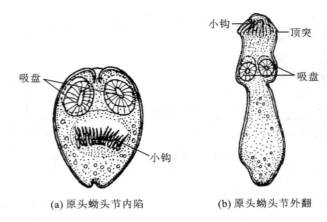

(a) 原头蚴头节内陷 　　　　　　(b) 原头蚴头节外翻

图 3-5-20　原头蚴

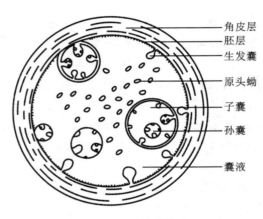

图 3-5-21　棘球蚴砂

【作业与思考题】

（1）作业　绘细粒棘球绦虫棘球蚴和原头蚴的形态结构图。

（2）思考题

①棘球蚴病为何在畜牧区较为流行？

②病原学检测棘球蚴病时为何一般禁止做以诊断为目的的穿刺检查？

六、多房棘球绦虫(*Echinoccus multilocularis Leuckart*)

成虫寄生于狐、犬、狼等动物小肠内,幼虫称多房棘球蚴或泡球蚴,可寄生于人体组织器官内引起泡球蚴病。

【生活史与要点】

（1）生活史　见图 3-5-22。

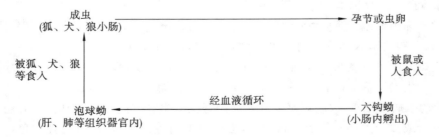

图 3-5-22　多房棘球绦虫生活史

（2）要点

①宿主　中间宿主:野生啮齿类动物,如田鼠、麝鼠、仓鼠等。终宿主:狐、犬、狼等。人是多房

棘球绦虫的非适宜中间宿主,人体内的泡球蚴囊内一般只含有胶状物而无原头蚴。

②感染阶段 虫卵。

③感染途径 人由于误食虫卵而感染。

④寄生部位 泡球蚴病几乎均原发于肝脏,除可以直接浸润扩散外,还可随血液循环转移到全身各部位,如肺、脑等。

⑤致病阶段 泡球蚴(引起泡球蚴病)。

⑥致病 泡球蚴病有"虫癌"之称,致病作用包括直接侵蚀、机械压迫和毒性损害。

⑦诊断依据 询问病史,触诊发现肝脏肿块,结合免疫学试验对本病诊断有重要价值。

⑧防治 对家犬驱虫,灭鼠,加强个人卫生和饮食卫生。

【实验目的与要求】

(1)掌握多房棘球绦虫泡球蚴和虫卵的形态特征。

(2)了解泡球蚴病的诊断方法。

【形态学观察要点】

(1)多房棘球绦虫成虫 浸制标本,肉眼观察。小型绦虫,与细粒棘球绦虫相似,但虫体较小,体长 1.2～3.7 mm,多由头颈部、幼节、成节、孕节各一节组成(图 3-5-23)。

(2)多房棘球绦虫 玻片标本,用显微镜观察。头节小,上有顶突和四个吸盘。顶突上有小钩 13～34 个,成节生殖孔位于节片中线稍前,睾丸 26～36 个,均匀分布于成节中后部。孕节子宫呈不规则的囊状结构,无侧囊,含虫卵 187～404 个。

(3)虫卵 虫卵封片,用显微镜观察。形态大小与细粒棘球绦虫卵难以区别。

(4)泡球蚴 封片标本,用显微镜观察。外生性出芽增殖,囊泡圆形或椭圆形,大小基本相同,直径 0.1～0.7 mm,囊壁内含囊液和许多原头蚴,有的只有胶状物而无原头蚴(图 3-5-24)。

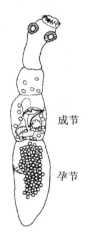

图 3-5-23 多房棘球绦虫成虫

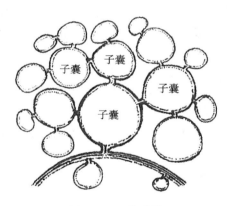

图 3-5-24 泡球蚴

【作业与思考题】

(1)作业 绘多房棘球绦虫卵形态结构图。

(2)思考题

①泡球蚴病在临床上需要与哪些疾病进行鉴别?

②泡球蚴病对人体的危害有哪些?

七、曼氏迭宫绦虫(*Spirometra mansoni*)

曼氏迭宫绦虫成虫主要寄生于猫科动物的小肠,偶可寄生于人体引起曼氏迭宫绦虫病,幼虫裂头蚴也可寄生于人体各种组织、器官内引起曼氏裂头蚴病。

(1)生活史 见图 3-5-25。

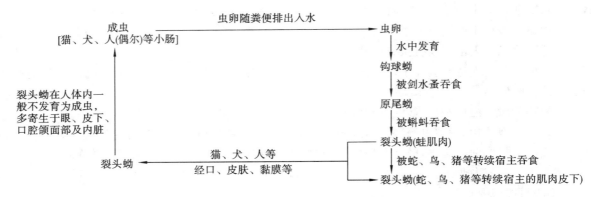

图 3-5-25 曼氏迭宫绦虫生活史

（2）要点

①宿主　中间宿主：第一中间宿主为剑水蚤，第二中间宿主为蛙。终宿主：猫、犬等食肉动物。转续宿主：蛇、鸟、猪等。在曼氏迭宫绦虫生活史中，人是非适宜宿主，可作为第二中间宿主，又可作为转续宿主，还可作为终宿主。

②感染阶段　原尾蚴、裂头蚴。

③感染途径　贴敷蛙肉经皮肤、黏膜感染；生食或半生食蛙、蛇、鸡等中间宿主或转续宿主的肉类，或饮用水中含有已感染原尾蚴的剑水蚤。

④寄生部位　成虫偶然可以寄生于人体小肠；裂头蚴常见寄生部位为眼、四肢躯干皮下、口腔颌面部、脑，也可寄生于生殖系统、消化道、呼吸道等。

⑤致病阶段　裂头蚴（引起裂头蚴病）、成虫（引起曼氏迭宫绦虫病）。

⑥幼虫和成虫寿命　在人体内寄生的幼虫寿命较长，最长可达35年，成虫在猫体内可存活3.5年。

⑦致病　成虫引起曼氏迭宫绦虫病，幼虫引起裂头蚴病，但以裂头蚴致病为主。

⑧诊断依据　曼氏迭宫绦虫病可用粪便检查虫卵或节片确诊，裂头蚴病主要靠局部手术取出裂头蚴确诊。

⑨防治　曼氏迭宫绦虫病口服吡喹酮或阿苯达唑驱虫，裂头蚴病以手术摘除为主，也可口服吡喹酮；避免用生蛙肉贴敷皮肤伤口，不食生的及未煮熟的蛙肉、蛇肉、鸡肉，不饮生水。

【实验目的与要求】

（1）掌握曼氏迭宫绦虫裂头蚴的形态特征。

（2）掌握曼氏迭宫绦虫病及裂头蚴病的病原学诊断方法。

（3）熟悉曼氏迭宫绦虫卵的形态特征。

（4）了解曼氏迭宫绦虫成虫、钩球蚴、原尾蚴的形态特征。

【形态学观察要点】

（1）曼氏迭宫绦虫成虫　浸制标本，肉眼观察。虫体长60～100 cm，乳白色，链状分节；头节细小指状，颈节细长，链体约由1000个节片组成，节片一般宽大于长，远端长宽相近。

（2）曼氏迭宫绦虫成虫　玻片标本，用显微镜观察。头节细长，(1～1.5)mm×(0.4～0.8)mm，背腹面各有一条纵行的吸槽，无吸盘、顶突及小钩；成节与孕节结构相似，每一节片有雌、雄性生殖系统各一套，睾丸小泡状，320～540个，散布于节片中部实质中，雄性生殖孔开口于节片前部中央腹面，卵巢2个叶，位于节片后部中央，卵黄腺滤泡状，散布于实质的表层，阴道细管状，开口于雄性生殖孔之后，子宫位于节片中部，略凸起，肉眼可见，螺旋状盘曲，紧密重叠，开口于阴门之后（图3-5-26）。

（3）虫卵　虫卵封片，用显微镜观察。椭圆形，两端稍尖，大小为(52～76)μm×(31～44)μm，浅灰褐色，卵壳薄，一端有三角形卵盖，内有一个卵细胞和许多卵黄细胞（图3-5-27，彩图71）。

（4）钩球蚴　玻片标本，用显微镜观察。圆形或椭圆形，直径80～90 μm，全身被有纤毛。

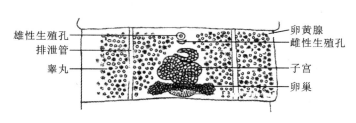

图 3-5-26 曼氏迭宫绦虫成节

图中标注：雄性生殖孔、排泄管、睾丸、卵黄腺、雌性生殖孔、子宫、卵巢

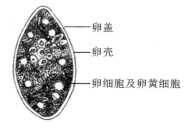

图 3-5-27 曼氏迭宫绦虫卵

图中标注：卵盖、卵壳、卵细胞及卵黄细胞

（5）原尾蚴 玻片标本，用显微镜观察。分体部和尾部，大小为（260～262）μm×（44～100）μm，前端凹陷，活动时如吻状突出，尾部球形，大小约为 40 μm×50 μm，内有 6 根小钩。

（6）裂头蚴 浸制标本，肉眼观察。乳白色，带状，大小为（30～360）mm×0.7 mm，头端膨大无吸槽，但中央有一明显凹陷，虫体不分节，但具有横纹，后端呈钝圆形。

【作业与思考题】

（1）作业 绘曼氏迭宫绦虫卵形态结构图。

（2）思考题

①在曼氏迭宫绦虫生活史中，人可作为什么宿主出现？

②裂头蚴对人体的危害有哪些？

（全芯 李士根 李凤铭）

第六节 医学节肢动物

一、蜱（tick）

（一）硬蜱（hard tick）

硬蜱俗称壁虱、草爬子、牛虱等，为吸血节肢动物、体表暂时性寄生虫，可致叮咬部位皮肤出现急性炎症反应，某些蜱分泌的神经毒素可致宿主发生蜱瘫痪；也可作为虫媒传播森林脑炎、莱姆病、克里米亚-刚果出血热、北亚蜱媒斑疹伤寒、发热伴血小板减少综合征、人单核/粒细胞埃立克体病、人嗜粒细胞无形体病等疾病。

【生活史与要点】

（1）生活史 见图 3-6-1。

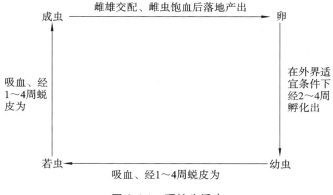

图 3-6-1 硬蜱生活史

（2）要点

①生活史　简单,除卵外,其他各发育期都需吸血,至少需要一个宿主且范围非常广泛。而多数硬蜱为三宿主蜱,即幼虫、若虫、成虫分别从不同宿主体上吸血。

②感染途径　皮肤接触,蜱对宿主的汗臭及呼出的二氧化碳较敏感,当感知并接触宿主皮肤时会迅速爬上。

③寄生部位　多于宿主皮肤薄、不易被察觉的部位寄生、吸血,如人或动物的耳后、颈部、腋下、大腿内侧等部位。

④幼虫和成虫　幼虫期持续数周,成虫寿命一般为数月至数年。

⑤与疾病的关系　幼虫、若虫、成虫均吸血,可致被叮部位皮肤发生炎症反应或继发细菌感染,某些硬蜱分泌的神经毒素可致宿主发生蜱瘫痪;阳性蜱在叮咬、吸血时可作为昆虫媒介传播森林脑炎病毒、克里米亚-刚果出血热病毒、伯氏疏螺旋体、Q热立克次体等病原体致宿主发生感染。

⑥诊断依据　从宿主身上找到吸血的蜱虫,正确处理取下虫体做形态学检查。

⑦防制　对有蜱地区施行环境和化学防制措施,人在进入有硬蜱地区时应穿防护服、靴、袜,戴防护帽等,裸露皮肤涂抹驱避剂,避免在有蜱地区长时间停留。

【实验目的与要求】

（1）掌握硬蜱成虫外部形态特征。

（2）熟悉硬蜱幼虫、若虫形态特点。

【形态学观察要点】

硬蜱成虫玻片标本　先用肉眼观察硬蜱虫体外部形态、大小（2～10 mm,雌蜱吸饱血后可达30 mm）,颚体、盾板（以盾板覆盖蜱体背面程度区分雌、雄）、足的数目形状等,之后用显微镜低倍镜观察虫体外部形态、结构。

（1）颚体　也称假头,位于躯体前端,从背面亦能看到。由颚基、口下板、螯肢、须肢四部分组成。颚基:为颚体的基部,与躯体相连,背面形状为六边形、矩形或方形,与分类有关,雌蜱颚基的背面有孔区1对。口下板:位于螯肢的腹面,口下板从虫体背面不易看到,口下板的腹面有数行左右对称的倒齿,其排列有分类意义。螯肢:为1对杆状结构,自颚基背面前方中央向前伸出,有切割宿主皮肤的作用。须肢:1对须肢分别位于螯肢的左、右外侧,分4节,第4节嵌于第3节上,有固定虫体的作用。

（2）躯体　椭圆形,左右对称。背面:有一块盾板,雄蜱的盾板几乎覆盖了整个躯体;雌蜱的盾板较小,仅覆盖躯体的一部分。腹面:有4对足,分6节,从近端至远端依次为基、转、股、胫、后跗和跗节,第1对足的跗节背面有哈氏器（具有嗅觉功能）;生殖孔位于躯体前1/3的中央;第4对足基节的后方外侧各有一个气门板,中央为气门;肛门位于躯体后1/3的中央,外围有弧形的肛沟;雄蜱躯体腹面的前1/3中央（生殖孔的前方）有一块生殖前板,躯体腹面中央（生殖前板的后方）有一块较大的中板,躯体腹面后1/5中央有一块肛板,其两侧为肛侧板,肛侧板外侧为侧板,以上均为甲壳质板。

【思考题】

（1）硬蜱成虫有哪些形态特征?

（2）硬蜱对人的致病作用有哪些?

（3）将硬蜱从叮咬部位取下时应注意什么问题?

（二）软蜱（soft tick）

软蜱为吸血节肢动物、体表暂时性寄生虫,可致叮咬局部皮肤急性炎症,也可作为虫媒传播蜱媒回归热、Q热、北亚蜱媒斑疹伤寒等疾病。

【生活史与要点】

（1）生活史　见图3-6-2。

（2）要点

①生活史　简单,除卵外,其他各发育期都需吸血,多数软蜱为多宿主蜱,且若虫、成虫吸血时

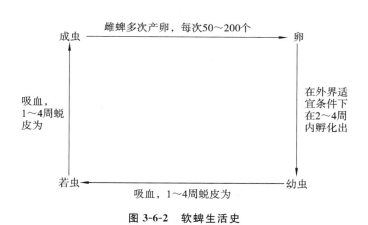

图 3-6-2　软蜱生活史

多次更换宿主。

②感染途径　皮肤接触。

③寄生部位　多于宿主皮肤薄、不易被察觉的部位寄生、吸血。

④幼虫和成虫　幼虫期持续数周,完成一代生活史需要半年至两年,成虫寿命一般5～6年,有的长达十几年。

⑤与疾病的关系　幼虫、各期若虫、成虫均吸血,且多次更换宿主,宿主涉及家畜、野生动物、鸟类等多种,这是其传播虫媒病的重要因素。阳性蜱通过叮刺、吸血可传播蜱媒回归热、Q 热、北亚蜱媒斑疹热等疾病。

⑥诊断依据　从宿主身上找到吸血的蜱虫,正确处理取下虫体做形态学检查。

⑦防制　对有蜱地区施行环境和化学防制措施,人在进入有蜱地区时应穿防护服、靴、袜、戴防护帽等,裸露皮肤涂抹驱避剂,避免在有蜱地区长时间停留。

【实验目的与要求】

(1)掌握软蜱成虫外部形态特征。

(2)鉴别硬蜱与软蜱。

【形态学观察要点】

软蜱成虫玻片标本:用显微镜低倍镜观察虫体外部形态、结构。

(1)颚体　也称假头,位于虫体腹面前端,从虫体背面看不到。由颚基、口下板、螯肢、须肢四部分组成。与硬蜱比较:颚基背面无孔区,须肢较呈长杆状。

(2)躯体　扁卵圆形,虫体前端有一突起的顶突。背面:无盾板,体表有小疣,或有皱褶、盘窝等。腹面:有 4 对足,分 6 节,第 1、2 对足基节之间有基节腺开口;生殖孔大致位于躯体前1/3 的中央,气门板位于第 4 对足基节的前方外侧、较小,肛门位于躯体中间或后 1/3 处中央,一些种类软蜱肛门前有肛前沟,后有肛后中沟、肛后横沟。雌、雄软蜱外形区别不太明显。

【思考题】

(1)软蜱与硬蜱成虫形态有哪些区别?

(2)软蜱可能传播哪些疾病?

二、螨(mite)

(一)疥螨(sarcoptid mite)

疥螨也称蚧螨,属于真螨目、疥螨科,为永久性寄生螨。寄生于人体的为人疥螨,在宿主的表皮角质层内寄生,引起疥疮。

【生活史与要点】

(1)生活史　见图3-6-3。

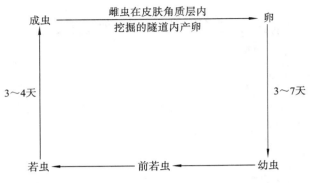

图 3-6-3　疥螨生活史

（2）要点

①生活史　简单,生活史各发育期均在宿主皮肤角质层内完成。

②感染途径　主要通过与患者密切接触而受感染。

③寄生部位　多于皮肤薄嫩皱褶处,如指缝、手腕、肘窝、腋下、脐周、大腿内侧等多个部位皮肤的角质层深部寄生。

④幼虫和成虫　疥螨从卵发育至成虫需十余天,雄疥螨成虫多数交配后死亡,部分可再在短期内继续生存,雌螨成虫可生存 6～8 周。雄疥螨只有一个若虫期,即幼虫经过 3～4 天发育、蜕皮为若虫,若虫经 2～3 天发育、蜕皮为成虫。

⑤与疾病的关系　疥螨各发育期均寄生于宿主皮肤角质层内雌螨挖掘的隧道内,虫体活动及其分泌、代谢产物引起寄生局部炎症反应,导致以剧烈瘙痒为主要表现的疥疮。

⑥诊断依据　从病损部位皮肤检查到疥螨虫体为病原学诊断依据。

⑦防治　避免与患者及其衣物用品密切接触以防感染,养成良好的卫生习惯。治疗上可用硫黄软膏等药物局部涂抹。

【实验目的与要求】

掌握疥螨成虫、幼虫、虫卵的形态特征。

【形态学观察要点】

（1）疥螨成虫（彩图 72）

①雌虫玻片标本　用显微镜低倍镜观察,虫体呈圆形或椭圆形,大小为(0.3～0.5)mm×(0.25～0.4)mm,浅黄或乳白色。颚体短、小,主要由一对钳状的螯肢及一对须肢组成,须肢分 3 节。体表遍布波状横纹,躯体的背面有盾板、皮棘、粗刺及刚毛等。腹面有 4 对足、短粗呈圆锥形,前 2 对足末端有具长柄的爪垫,后 2 对足的末端均为一根长鬃毛。产卵孔横裂状,位于后 2 对足中间,阴道纵裂状位于虫体腹面末端,其背侧为肛门。无气门（图 3-6-4(a)）。

②雄虫玻片标本　大小为(0.2～0.3)mm×(0.15～0.2)mm,第 3 对足的末端有一根长鬃毛,第 4 对足的末端为爪垫。虫体背面后端有 1 对后侧盾板。外生殖器位于第 4 对足中间略靠后之处。肛门位于虫体后缘中央。无气门（图 3-6-4(b)）。

幼虫腹面有 3 对足、略小,若虫具 4 对足,形似成虫。

（2）虫卵　玻片标本:显微镜低倍镜观察。浅黄色,呈长椭圆形,大小为 80 μm×180 μm,卵壳薄。

【思考题】

（1）简述疥螨成虫形态特征。

（2）如何检查疥螨?

（3）描述疥螨对人的致病作用。

（二）蠕形螨（demodicid mite）

蠕形螨又称毛囊虫,寄生于人体的有毛囊蠕形螨和皮脂腺蠕形螨,分别在毛囊和皮脂腺内寄

NOTE

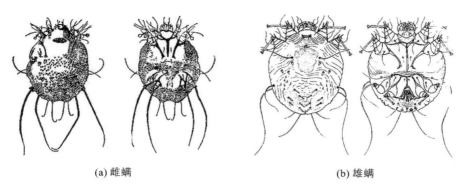

(a) 雌螨　　　　　　　　　　　　　　　(b) 雄螨

图 3-6-4　人疥螨成虫

生,导致局部炎症。

【生活史与要点】

（1）生活史　见图 3-6-5。

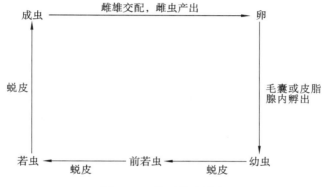

图 3-6-5　蠕形螨生活史

（2）要点

①生活史　简单,全部过程均在寄生局部完成,属于永久性寄生虫。

②感染途径　直接接触和间接接触。

③寄生部位　以颜面部皮肤毛囊或皮脂腺为主,也可在头皮、外耳道、颈肩、胸背、肛周等部位寄生。

④幼虫和成虫　幼虫及若虫期持续近 10 天,雌性成虫寿命可持续 4 个月以上。

⑤与疾病的关系　蠕形螨感染可导致寄生局部皮肤潮红、充血、毛囊口扩张、皮脂异常渗出、丘疹,与酒渣鼻、睑缘炎、毛囊炎、脂溢性皮炎、痤疮等皮肤病有关。

⑥诊断依据　用透明胶纸法或挤压涂片法从患处皮肤取材镜检,检出蠕形螨虫体或虫卵即可确诊。

⑦防治　避免接触患者及使用其毛巾等日常用品,局部可用甲硝唑、苯甲酸苄酯等外用涂抹。

【实验目的与要求】掌握毛囊蠕形螨与皮脂腺蠕形螨成虫及虫卵的形态特征。

【形态学观察要点】

（1）成虫

①毛囊蠕形螨（*Demodex folliculorum*,彩图 73）　雌虫玻片标本:显微镜低倍镜下观察。细长,体长 0.1～0.4 mm,乳白色、半透明。颚体宽短、梯形。躯体由足体、末体两部分组成。足体腹面有 4 对短粗的足,呈芽突状。生殖孔位于足体腹面第 4 对足基之间。末体细长、指状,体表有明显的环纹,末体占虫体长度的 2/3～3/4,尾端钝圆。有肛道。

雄虫玻片标本:略小于雌虫,生殖孔位于足体背面、第 2 对足基之间。无肛道。

②皮脂腺蠕形螨（*Demodex brevis*,彩图 74）　较毛囊蠕形螨粗、短,形态相似,末体约占躯体长

NOTE

103

度的 1/2,尾端尖细,无肛道(图 3-6-6)。

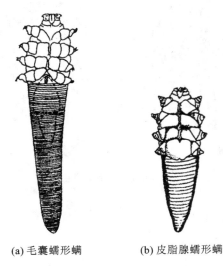

(a) 毛囊蠕形螨   (b) 皮脂腺蠕形螨

图 3-6-6　蠕形螨

（2）虫卵　毛囊蠕形螨虫卵:火炬状,无色、半透明,大小约 $40~\mu m \times 100~\mu m$。皮脂腺蠕形螨虫卵:椭圆形,无色、半透明,大小约 $30~\mu m \times 60~\mu m$。

【思考题】

（1）简述蠕形螨的病原学检查方法。

（2）毛囊蠕形螨与皮脂腺蠕形螨形态上各有哪些特点,如何区别?

（三）尘螨（dust mite）

与医学有关的尘螨有屋尘螨、粉尘螨等,可引起过敏性鼻炎、哮喘、湿疹等超敏反应性疾病。

【生活史与要点】

（1）生活史　见图 3-6-7。

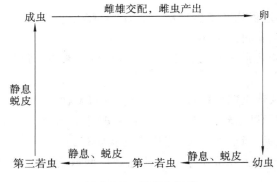

图 3-6-7　尘螨生活史

（2）要点

①生活史　简单,多营自生生活。

②感染途径　通过吸入虫体或其分泌物、排泄物,或经皮肤接触。

③孳生地　屋尘螨可孳生于相对潮湿的居室内床上用品如被褥、枕头,不常洗晒的衣物、毛毯、沙发等处;粉尘螨可在面粉厂、中草药仓库储存的食品中孳生。

④幼虫和成虫　幼虫及若虫期共持续 20 余天,雌螨成虫寿命为 100～150 天,雄螨成虫寿命则为 60～80 天。

⑤与疾病的关系　吸入尘螨虫体或排泄物可致过敏性鼻炎、哮喘或湿疹等。

⑥诊断依据　结合病史(包括家族过敏史)、免疫学指标进行诊断。

⑦防制 保持居室清洁,经常除尘、洗晒床上用品,食品及中药材储藏间要经常通风并保持干燥、少尘。过敏性鼻炎、哮喘、湿疹患者可使用抗过敏药物对症治疗或使用脱敏疗法。

【实验目的与要求】熟悉屋尘螨、粉尘螨形态特征。

【形态学观察要点】成虫玻片标本 用显微镜低倍镜或放大镜观察(彩图75)。

(1)屋尘螨(*Dermatophagoides pteronyssinus*)

①雌螨 椭圆形,白色或淡黄色,体长 0.29～0.38 mm,体表有皮纹及刚毛。颚体位于虫体前端,有钳状螯肢。躯体背面的前端有一块狭长的盾板,背面自中央向后有纵行皮纹。躯体腹面有 4 对足,第 3 对足粗、长,第 4 对足相对短、小。产卵孔位于腹面中央,肛门纵裂状、位于后端。躯体前半端有 1 对、后端有 2 对长鬃毛。

②雄螨 略小,躯体背面除位于前端的盾板外,后端还有一长大于宽的后盾板。外生殖器位于腹面中央,肛门位于虫体后端,两侧有 1 对肛吸盘,肛区呈菱形。

(2)粉尘螨(*Dermatophagoides farinae*) 雌螨椭圆形,体长 0.37～0.44 mm,第 3、4 对足等粗。背部中央为横行的皮纹。雄螨略小,背面后盾板宽大于长,第 1 对足最粗。

【思考题】

(1)尘螨有哪些形态特征?

(2)尘螨对人的危害有哪些?

三、蝇蛆(maggot)

蝇蛆是蝇幼虫的俗称,某些种类蝇蛆可直接寄生于人体组织或腔道内引起不同寄生部位蝇蛆病,如眼蝇蛆病、皮肤蝇蛆病、胃肠蝇蛆病、耳鼻咽和口腔蝇蛆病、泌尿生殖道蝇蛆病等。

【生活史与要点】

(1)生活史 见图 3-6-8。

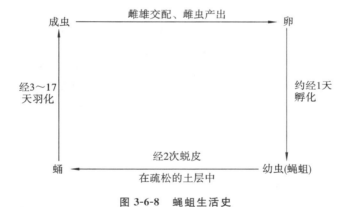

图 3-6-8 蝇蛆生活史

(2)要点

①生活史 蝇幼虫生活史分自生生活和寄生生活两种。前者按孳生物性质不同又可分为人粪类、禽畜粪类、垃圾类、腐败的动物质类、腐败的植物质类等;后者按寄生性质又分为专性寄生、兼性寄生、偶然寄生等。

②感染途径和寄生部位 不同种类的蝇幼虫经皮肤、眼、耳鼻咽、口腔、消化道、泌尿生殖道、创伤伤口等不同部位感染宿主,并在相应部位寄生。

③幼虫和成虫 蝇幼虫发育所需时间因种而异,营自生生活的蝇幼虫期多为 4～12 天,而专性寄生的蝇幼虫,如牛皮蝇幼虫期可长达 9～11 个月。成虫寿命一般为 1～2 个月。

④与疾病的关系 羊狂蝇幼虫寄生可致眼蝇蛆病,纹皮蝇及牛皮蝇幼虫寄生可致皮肤蝇蛆病,丽蝇科及麻蝇科幼虫寄生可致胃肠道蝇蛆病,家蝇、金蝇、绿蝇、丽蝇、污蝇、厕蝇等多个不同蝇种幼虫寄生可致耳鼻咽及口腔蝇蛆病、泌尿生殖道蝇蛆病、创伤蝇蛆病等。

⑤诊断依据 从感染部位取出蝇幼虫,根据形态特点做蝇种鉴定为病原学诊断依据。

NOTE

⑥防制　清除蝇的孳生地,清洁环境,采取环境防制、物理防制、化学防制、生物防制等综合措施消灭蝇的不同发育期。做好个人卫生。根据寄生部位,采取手术或药物等不同方法及时治疗蝇蛆病。

【实验目的与要求】熟悉几种不同种类蝇幼虫的形态特征。

【形态学观察要点】家蝇三龄幼虫标本,解剖显微镜观察(彩图76),多呈前端细尖后端钝宽的圆柱形,体长 8~10 mm,由头节、胸节、腹节三部分组成。头节尖小,往往缩于胸节内,露出 1 对口钩。胸节 3 个,第一胸节两侧共有 1 对前气门。腹节从背面可见 8 节,第 8 腹节的后截面中央有 1 对后气门,由气门环、气门裂、气门钮组成,后气门呈 D 形,气门环完整,气门裂 3 个,有多个弯曲,气门钮位于气门环向内凹陷处。从腹面观察可见第 9、10 腹节位于第 8 腹节的腹面,第 10 腹节演化为肛板(图 3-6-9)。

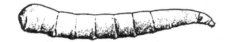

图 3-6-9　蝇幼虫

蝇幼虫分为 3 期,1、2 龄幼虫相对较小。2、3 龄幼虫有 1 对前气门;1、2 龄幼虫后气门气门裂为 2 个。

不同种类蝇蛆后气门形态见图 3-6-10。

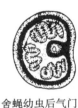

舍蝇幼虫后气门　　金蝇幼虫后气门　　阿丽蝇幼虫后气门

绿蝇幼虫后气门　　麻蝇幼虫后气门　　螫蝇幼虫后气门

图 3-6-10　几种蝇幼虫后气门形态

【思考题】

(1) 蝇幼虫形态鉴别方法有哪些?

(2) 简述蝇的危害性。

四、虱(*louse*)

寄生于人体的虱包括人虱和耻阴虱,人虱又分为人体虱和人头虱两个亚种,均为永久性体外寄生虫。虱可作为虫媒传播流行性斑疹伤寒、流行性回归热、战壕热等疾病。耻阴虱感染被列入性传播疾病(STD)。

【生活史与要点】

(1) 生活史　见图 3-6-11。

人头虱产卵于发根,人体虱产卵于贴身衣物皱褶、缝隙处,耻阴虱主要产卵于阴毛处。

(2) 要点

①生活史　简单,若虫及成虫每日多次吸血。

②感染途径　人虱通过直接接触或间接接触感染,耻阴虱主要通过性接触感染。

③寄生部位　人头虱寄生于头上毛发部位,人体虱寄生于贴身衣物的缝隙、皱褶处。耻阴虱寄

NOTE

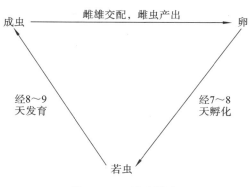

成虫 ——雌雄交配，雌虫产出——→ 卵

经8～9
天发育

经7～8
天孵化

若虫

图 3-6-11 虱生活史

生于阴部、肛周体毛处,偶尔寄生于婴幼儿眼睫毛上。

④若虫和成虫 虱若虫期分 3 龄,人虱若虫期需 8～9 天,耻阴虱自若虫发育为成虫需 27～34 天。人虱雌成虫寿命 1～2 个月,耻阴虱不足 1 个月,雄虱成虫寿命均约半个月。

⑤与疾病的关系 虱叮咬可引起局部皮肤丘疹或因瘙痒挠破继发感染,虱每日需多次吸血,且当宿主发热或出汗时可另觅新宿主吸血,可作为虫媒传播流行性斑疹伤寒、流行性回归热、战壕热等疾病。耻阴虱寄生于睫毛时可致睑缘炎。

⑥诊断依据 从头发、阴毛、眼睫毛,贴身衣物缝隙、皱褶处检获虱虫体或虫卵可作为病原学诊断依据。

⑦防治 预防生虱应注意个人卫生,勤换洗衣物、被褥单等。洁身自好,预防耻阴虱感染。治疗时可剃去毛发,用二氯苯醚菊酯、灭虱灵等涂擦局部灭虱。衣物可蒸煮、热烫或冷冻,亦可用药物喷洒、浸泡法灭虱。

【实验目的与要求】

(1)掌握人虱、耻阴虱形态特征。

(2)熟悉虱卵的形态。

【形态学观察要点】

(1)成虫玻片标本 显微镜低倍镜或放大镜观察。

①人虱(彩图 77) 雌虫:体狭长,背腹扁平,灰白色,体长 2.5～4.4 mm,虫体分头、胸、腹三部分。头较小,近似菱形,有 1 对触角,各分 5 节,眼 1 对,刺吸式口器由吸缘和口针组成,口针平时收于口针囊内。胸部 3 节融合,前窄后宽,1 对气门分别位于中胸背面两侧;足 3 对,各足胫节远端有一指状胫突,其与跗节末端弯曲的爪合拢形成抓握器。腹部分节,第 1、2 节融合,第 3～8 节背面两侧均有气门,末端呈 W 形(图 3-6-12(a))。雄虫:体长 2.0～3.5 mm,腹部末端钝圆呈 V 形。

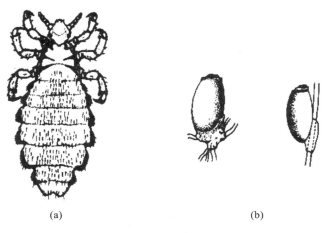

(a)   (b)

图 3-6-12 人虱

②耻阴虱(彩图78)   雌虫:体型宽短似蟹,灰白色,体长 1.5～2.0 mm。胸部宽、短,有 3 对足,第 1 对足、爪较小,第 2、3 对足胫节、爪粗壮。腹部前宽后窄,背面两侧共有 6 对气门,前 3 对气门斜向排列,第 5～8 腹节两侧缘有圆锥形侧突,侧突上有刚毛(图 3-6-13(a))。雄虫:体长 0.8～1.2 mm。

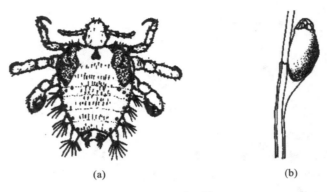

(a)   (b)

图 3-6-13   耻阴虱

(2) 虫卵玻片标本   显微镜低倍镜观察。椭圆形,大小 0.3 mm×0.8 mm,淡黄或乳白色、近透明,一端有盖,盖上有气室及小孔(图 3-6-12(b)与图 3-6-13(b))。

【思考题】

(1) 简述人虱及耻阴虱形态特征及区别。

(2) 虱的致病性如何?

五、潜蚤（*Tunga spp.*）

潜蚤俗称砂蚤,可寄生于人体皮下,致潜蚤病,有时可引起严重的继发感染。

【生活史与要点】

(1) 生活史   见图 3-6-14。

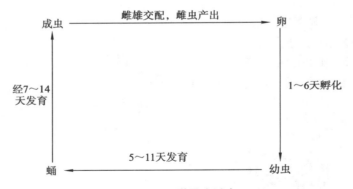

图 3-6-14   潜蚤生活史

(2) 要点

①生活史   简单,属完全变态,雌蚤营永久寄生生活,雄蚤吸血后离开宿主。

②感染途径   经皮肤。

③寄生部位   多于薄嫩处皮肤钻入皮下寄生,足部寄生多见,如足底、足趾甲旁、趾间、足跟,也可在手指、指甲旁、肘、颈、臀、外生殖器等部位寄生。

④与疾病的关系   雌潜蚤在局部皮肤营永久寄生生活,也可产卵于皮下,导致皮下组织炎症反应,局部皮肤隆起、溃疡、痛痒,引起潜蚤病,若病灶伤口继发感染,可能致破伤风、气性坏疽、败血症等。

⑤诊断依据   在病灶组织中检获潜蚤虫体或虫卵为病原学诊断依据。

NOTE

⑥防治 在潜蚤流行区避免赤脚行走以防感染。治疗时首先对病灶局部进行消毒,再用针剥离、用镊子拉出完整的虫体,或外科切开病灶刮除内容物,之后局部涂以抗菌药物或根据周围组织的炎症情况全身使用抗生素,建议同时给予破伤风抗毒素预防并发症。口服伊维菌素、噻苯达唑等抗寄生虫药物也有一定疗效。

【实验目的与要求】掌握潜蚤的形态特征。

【形态学观察要点】成虫玻片标本。雌虫:虫体两侧扁平,体长约 1 mm(产卵前虫体可长达 1 cm),棕黄至深褐色。虫体分头、胸、腹三部分。头部小,有触角 1 对,分三节;眼 1 对,位于触角窝之前;刺吸式口器。胸部分 3 节,每一节各有 1 对足,足长而发达。腹部分 10 节,第 7～9 腹节特化为生殖节,第 10 节为肛节。雄虫:雄蚤第 8、9 腹节特化为外生殖器。

【思考题】简述潜蚤的形态特点及其致病性。

(乌吉木)

参考文献

[1] 赵建玲.临床寄生虫学检验实验[M].武汉:华中科技大学出版社,2013.

[2] 卢致民,李凤铭.临床寄生虫学检验[M].武汉:华中科技大学出版社,2015.

[3] 吴忠道,汪世平.临床寄生虫学检验[M].3 版.北京:中国医药科技出版社,2015.

[4] 夏超明.临床寄生虫学检验实验指导[M].2 版.北京:中国医药科技出版社,2015.

[5] 陆予云,李争鸣.寄生虫学检验实验指导[M].2 版.北京:人民卫生出版社,2015.

[6] 殷国荣.医学寄生虫学实验教程[M].3 版.北京:科学出版社,2014.

[7] 赵瑞.人体寄生虫学实验指导[M].北京:科学出版社,2013.

[8] 夏超明,彭鸿娟.人体寄生虫学[M].北京:中国医药科技出版社,2016.

[9] 罗萍.寄生虫检验[M].2 版.北京:高等教育出版社,2007.

[10] 何蔼.人体寄生虫学实验指导[M].3 版.北京:人民卫生出版社,2018.

[11] 高兴政.医学寄生虫学[M].2 版.北京:北京大学医学出版社,2011.

[12] 李睿,张佳伦.寄生虫学检验实验指导[M].北京大学医学出版社,2016.

[13] 陈盛霞,段义农,徐会娟.临床寄生虫学检验技术实验指导[M].南京:江苏大学出版社,2015.

[14] 沈继龙.临床寄生虫学检验实验指导与习题集[M].4 版.北京:人民卫生出版社,2011.

[15] 郭永和,王凤刚.人体寄生虫学实验与学习指导[M].济南:山东科学技术出版社,2016.

[16] 王兰兰,吴建民.临床免疫学与检验[M].4 版.北京:人民卫生出版社,2008.

[17] 吕世静,李会强.临床免疫学检验[M].3 版.北京:中国医药科技出版社,2015.

彩 图

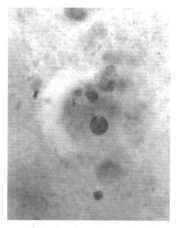

1.溶组织内阿米巴滋养体
（含红细胞）

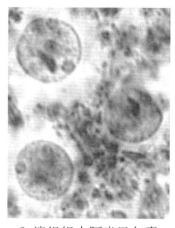

2.溶组织内阿米巴包囊

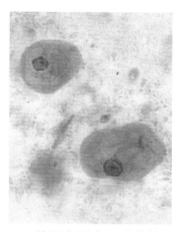

3.结肠内阿米巴滋养体

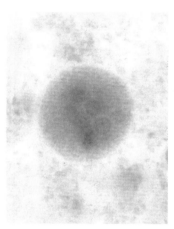

4.结肠内阿米巴包囊

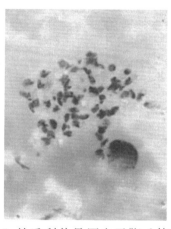

5.杜氏利什曼原虫无鞭毛体

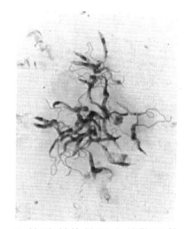

6.杜氏利什曼原虫前鞭毛体

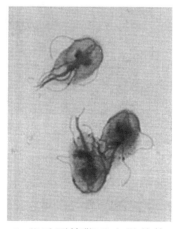

7.蓝氏贾第鞭毛虫滋养体

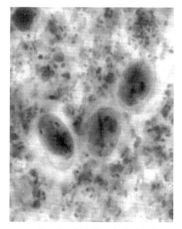

8.蓝氏贾第鞭毛虫包囊

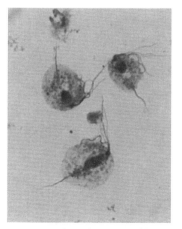

9.阴道毛滴虫滋养体

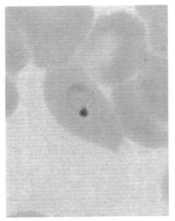

10.间日疟原虫环状体

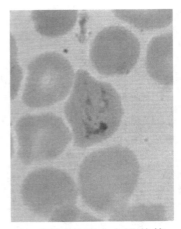

11.间日疟原虫大滋养体

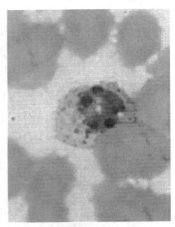

12.间日疟原虫未成熟裂殖体

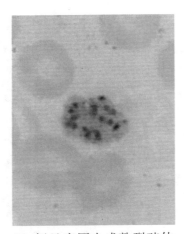

13.间日疟原虫成熟裂殖体

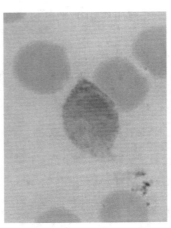

14.间日疟原虫雄配子体

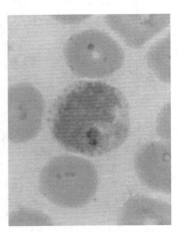

15.间日疟原虫雌配子体

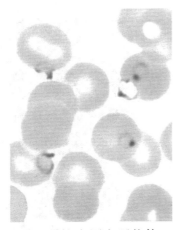

16.恶性疟原虫环状体

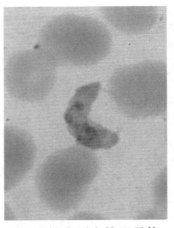

17.恶性疟原虫雄配子体

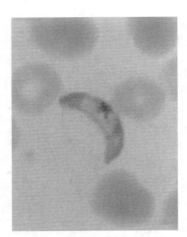

18.恶性疟原虫雌配子体

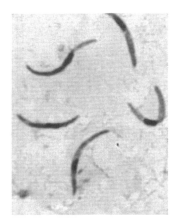

19.间日疟原虫子孢子

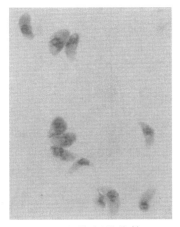

20.弓形虫滋养体

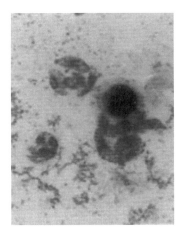

21.弓形虫假包囊

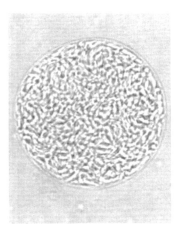

22.弓形虫包囊

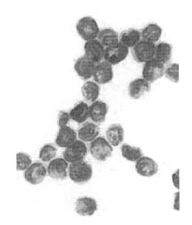

23.隐孢子虫卵囊

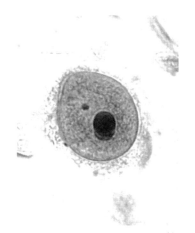

24.结肠小袋纤毛虫滋养体

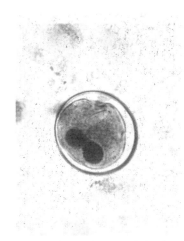

25.结肠小袋纤毛虫包囊

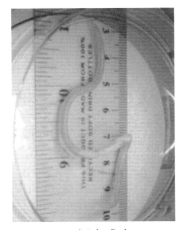

26.蛔虫成虫

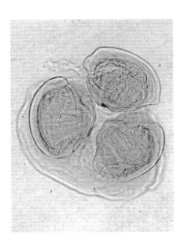

27.蛔虫头部唇瓣

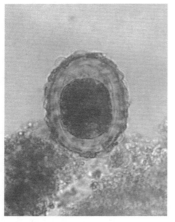
28.受精蛔虫卵

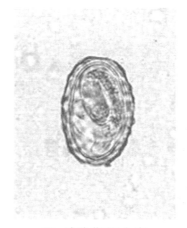
29.感染期蛔虫卵

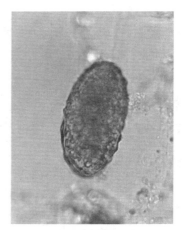
30.未受精蛔虫卵

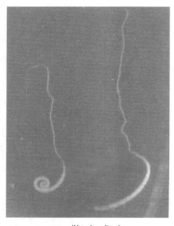
31.鞭虫成虫

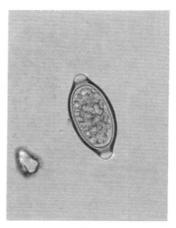
32.鞭虫卵

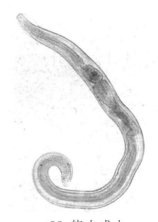
33.蛲虫成虫

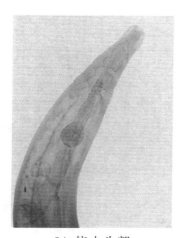
34.蛲虫头部

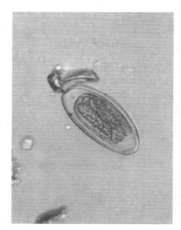
35.蛲虫卵

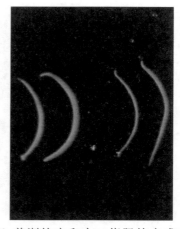
36.美洲钩虫和十二指肠钩虫成虫

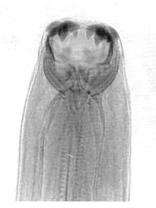

37.十二指肠钩虫口囊

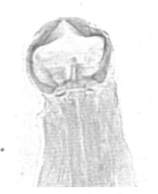

38.美洲钩虫口囊

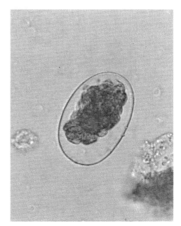

39.钩虫卵

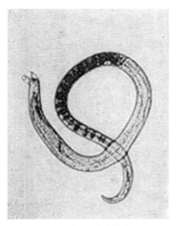

40.旋毛虫雄虫

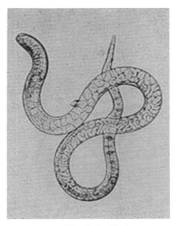

41.旋毛虫雌虫

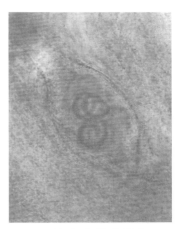

42.旋毛虫幼虫囊包

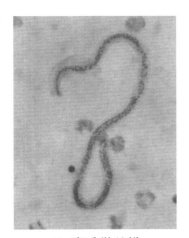

43.班氏微丝蚴

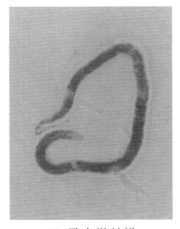

44.马来微丝蚴

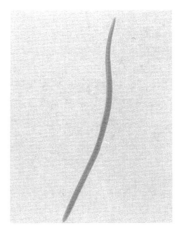

45.结膜吸吮线虫

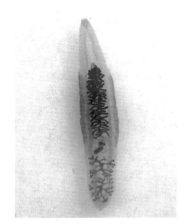

46.华支睾吸虫成虫

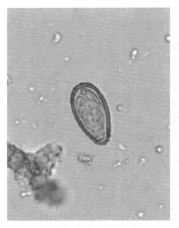

47.华支睾吸虫卵

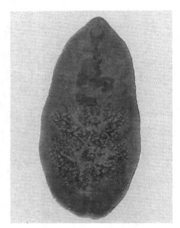

48.姜片虫成虫

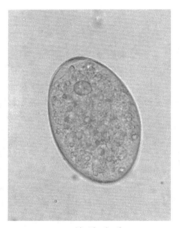

49.姜片虫卵

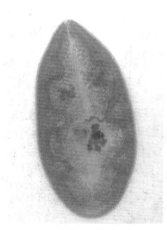

50.卫氏并殖吸虫成虫

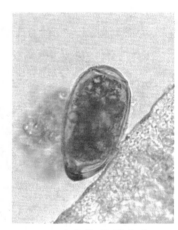

51.卫氏并殖吸虫卵

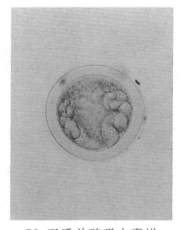

52.卫氏并殖吸虫囊蚴

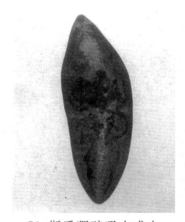

53.斯氏狸殖吸虫成虫

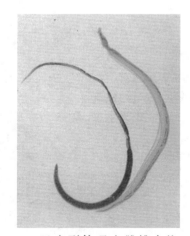

54.日本裂体吸虫雌雄合抱

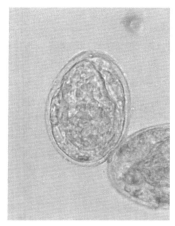

55.日本裂体吸虫卵

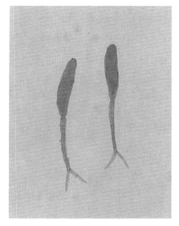

56.日本裂体吸虫尾蚴

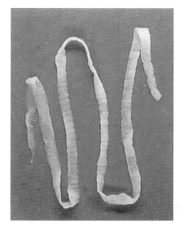

57.猪带绦虫成虫

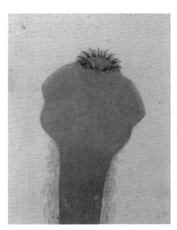

58.猪带绦虫头节

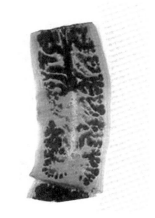

59.猪带绦虫孕节

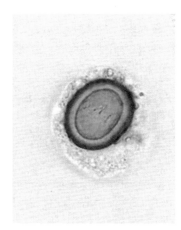

60.带绦虫卵

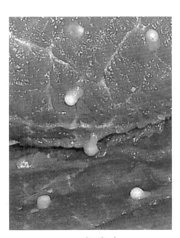

61.米猪肉

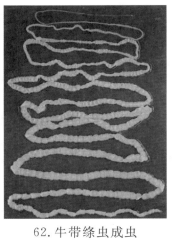

62.牛带绦虫成虫

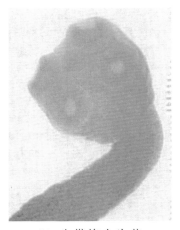

63.牛带绦虫头节

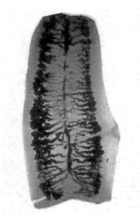

64.牛带绦虫孕节

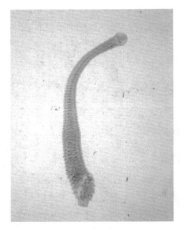

65.微小膜壳绦虫成虫

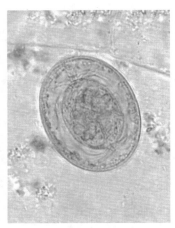

66.微小膜壳绦虫卵

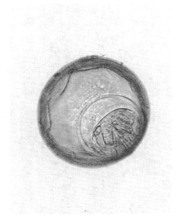

67.缩小膜壳绦虫卵

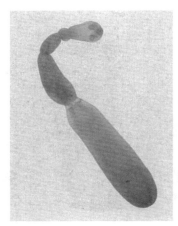

68.细粒棘球绦虫成虫

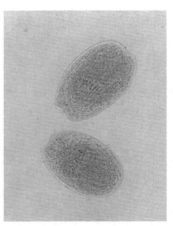

69.细粒棘球绦虫原头蚴

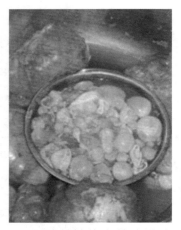

70.细粒棘球绦虫棘球蚴砂

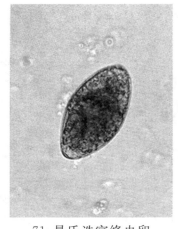

71.曼氏迭宫绦虫卵

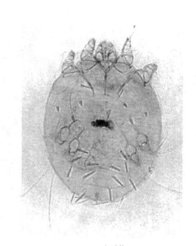

72.疥螨

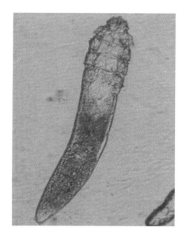

73.毛囊蠕形螨

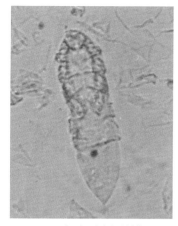

74.皮脂腺蠕形螨

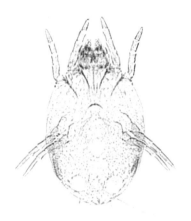

75.粉尘螨

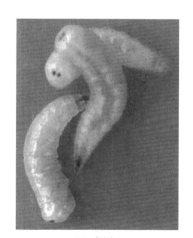

76.蝇蛆

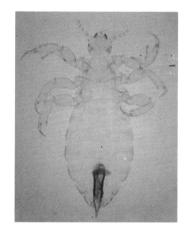

77.人虱

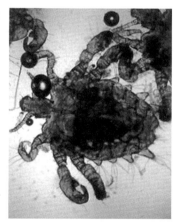

78.耻阴虱